Eduardo D'Aguiar

Gestão hospitalar

O papel do médico gestor

Rio de Janeiro - 1ª edição - 2016

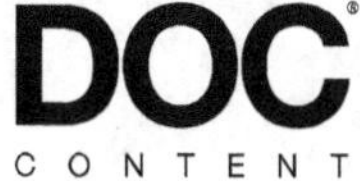

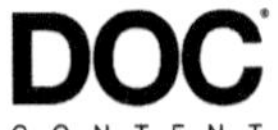

SP Av. Santa Catarina, 1.521 - Sala 308 - Vila Mascote - SP - (11) 2539-8878
RJ Estrada do Bananal, 56 - Jacarepaguá - Rio de Janeiro - RJ - (21) 2425-8878
USA 4929 Corto Drive - Orlando - FL - 32837 - 1 (321) 746-4046

www.doccontent.com.br | contato@editoradoc.com.br

Diretor
Renato Gregório

Gerente editorial
Bruno Aires

Editor
Marcello Manes (MTB 31949-RJ)

Gerente comercial
Karina Maganhini

Gerente do programa PróDOC
Valeska Vidal

Coordenadora editorial
Mariana Moreira

Coordenador técnico-científico
Guilherme Sargentelli (CRM 541480-RJ)

Revisores
Adriano Bastos e Leonardo de Paula

Coordenadora de design gráfico
Danielle V. Cardoso

Capa
Douglas Almeida

Diagramação
Danielle V. Cardoso, Douglas Almeida, Monica Mendes e Tatiana Couto

Gerentes de relacionamento
Beatriz Piva, Sâmya Nascimento, Selma Brandespim e Thiago Garcia

Assistentes comerciais
Heryka Nascimento, Jessica Feliciano e Katia Martinez

Coordenador de varejo e marketing
Sandro Costa

Coordenadora administrativa
Cintia Vasconcelos

Produção gráfica
Pedro Henrique Soares e Thamires Cardoso

D'Aguiar, Eduardo.

Gestão hospitalar - o papel do médico gestor / Eduardo D'Aguiar - Rio de Janeiro: DOC Content, 2016. 1ª edição - 80 p.

ISBN 978-85-8400-051-7

1. Gestão hospitalar - o papel do médico gestor. I. D'Aguiar, Eduardo. (I-Título)

CDD-658.8

SUMÁRIO

PRÓLOGO

Finalmente pousamos num aeroporto a 2.400km de distância da casa dos meus pais e eu estava absolutamente feliz (e cansado). Conforme combinado, um senhor vestido de roupa branca me esperava na saída e logo veio em minha direção apresentando-se como Raimundo, Doutor Raimundo, diretor do hospital para o qual eu iria trabalhar.

Já era tarde da noite, pois o avião da VASP (falida Viação Aérea São Paulo) atrasou na conexão em Belo Horizonte, e nós que havíamos partido de São Paulo estávamos em trânsito por umas boas horas.

Chegamos ao hotel local após uma curta e amigável conversa no carro e Dr. Raimundo já foi logo me alertando que no dia seguinte eu deveria estar no hospital às 7h e o motorista me pegaria às 6h30 no hotel.

Era uma noite de terça-feira, 02 de fevereiro de 1988, que passou rapidamente, seja pelo cansaço, seja pela expectativa de uma vida nova, um início de carreira médica dentro de um hospital onde as condições de trabalho seriam as melhores possíveis. Afinal, eu estava no Hospital Yutaka Takeda, cujo proprietário era a Vale do Rio Doce, na vila de Carajás, sul do Estado do Pará.

Por aí pode-se imaginar todos os sonhos e fantasias de um recém-formado em Medicina, com um curso de especialização em Cirurgia Geral finalizado há exatos dois dias, nascido, criado e formado em São Paulo/SP (na Faculdade de Ciências Médicas da Santa Casa de São Paulo), cuja opção foi se mudar e começar do zero numa cidade e estado distantes.

A opção de iniciar a carreira profissional fora da cidade de São Paulo foi uma resposta à minha indignação frente às complicadas condições de trabalho que o profissional médico enfrenta nos plantões de pronto-socorro e atendimento a uma população carente sem respostas às suas angústias e necessidades na área da Saúde.

Não havia nada mais irritante do que dar um plantão, realizar uma cirurgia numa vítima de politraumatismo, investir horas de trabalho em prol de uma vida e, ao final da cirurgia, ser obrigado a perguntar qual o fio cirúrgico disponível naquele dia e se haveria leito disponível na saída da recuperação pós-anestesia, entre outras perguntas que muitas vezes ficavam sem resposta.

Ir trabalhar num local onde uma cidade fora construída por uma empresa, numa área de recursos minerais invejáveis, e tendo todas as necessidades básicas atendidas, parecia a solução ideal para um jovem médico cirurgião.

Passado o cansaço da viagem, de uma noite mais ou menos dormida, lá estava eu vestido de branco, banho tomado e cheio de energia para acompanhar a visita hospitalar matinal e ser apresentado aos outros dez colegas médicos e demais integrantes do corpo clínico.

Passados alguns dias, pequenos detalhes começaram a chamar a minha atenção. Por que razão não se utilizava determinado antibiótico para os pacientes e por que alguns colegas estavam insatisfeitos? Aos poucos, fui desvendando as regras do jogo local.

Após dois meses, retornei à cidade de São Paulo para buscar aquela que seria a minha parceira para o resto da vida, com quem me casaria e envelheceria junto, afinal, ela foi louca o suficiente para se formar na mesma turma da faculdade de Medicina (XVIII turma da Santa Casa), fazer sua especialização em Dermatologia e me acompanhar nessa aventura. Felizmente, tudo deu muito certo, ela não havia se apaixonado por outro neste intervalo de tempo, nos casamos, ninguém foi contra durante a cerimônia e estamos juntos até hoje, desfrutando dos encantos da adolescência da nossa filha.

De volta à rotina, os meses foram se passando e a minha indignação profissional foi aumentando, porque os problemas cotidianos de falta de mão de obra, material e equipamentos não estavam relacionados à escassez de orçamento, mas claramente à falta de *gestão*.

Os anos foram se passando, as minhas indignações se fizeram cada vez mais presentes, até que finalmente fui convidado a assumir a Diretoria Técnica do Hospital. Foi com esse passo que eu atingi por completo a minha incompetência profissional, pois passado um tempo, os outros médicos fizeram um abaixo-assinado e me expulsaram do cargo, porque estavam insatisfeitos com minhas condutas "cirúrgico-administrativas" (!?). Hoje eu sou muito grato a cada um deles que assinou aquele papel e teve a coragem de levar ao diretor-geral, porque a situação me abriu uma janela de aprendizado e a busca pelo autoconhecimento foi imprescindível para tudo o que viria pela frente.

Obviamente, fui procurar ajuda profissional na busca desse autoconhecimento, e as sessões de psicoterapia me lançaram para outro nível de entendimento das minhas próprias reações e formas de agir.

Sim, eu consegui sobreviver a essa fase, fiz muita cara feia, mas não briguei com ninguém. No fim das contas, a falta de tato tinha sido minha.

E lá se foram mais dois anos, e depois de mais algumas cabeçadas e pequenos sucessos, fui convidado a assumir a Direção Geral do Hospital. Aceitei o convite, mas retornei para a terapia rapidamente: dessa vez o desafio seria muito maior!

Nessa nova posição, eu pude perceber claramente o quanto a formação do médico não traz nenhum elemento de gestão e, principalmente, pude perceber que se tratava de outra ciência, com matérias a serem estudadas, conceitos a serem discutidos, burocracia a ser enfrentada e muita força de vontade para levar tudo com alegria e leveza. Uma vez que reconheci a minha incompetência para o cargo, tudo se tornou mais fácil, pois passei a buscar cursos de especialização e fui me apaixonando cada vez mais por essa disciplina: a gestão de sistemas de saúde.

Passados dez anos, fui convidado a retornar para a cidade de São Paulo, já com algumas cicatrizes administrativas, a fim de assumir a diretoria de saúde de uma empresa de engenharia, onde estou até hoje.

A proposta desta leitura é trazer luz àqueles profissionais da Saúde que fazem gestão, gostariam de fazer gestão, vítimas da não gestão ou que odeiam a gestão, sendo um instrumento de melhor entendimento da sua situação para a busca de melhorias. Aliás, a melhoria mais nobre a ser discutida em qualquer fórum de saúde é aquela cujo maior beneficiário é o paciente, razão da nossa existência.

Desejo a todos uma ótima leitura!

INTRODUÇÃO

Se você está interessado neste livro é porque de alguma forma questões relacionadas à gestão bateram a sua porta e você está incomodado ou alerta com essa nova situação de trabalho. Portanto, é um excelente sinal.

Quando eu fui convidado pela primeira vez a assumir um cargo de gestão, a partir da condição de médico assistencial (cirurgião geral), uma executiva que fazia parte do time do Conselho Administrativo do Hospital me disse que mergulhar no mundo da gestão seria como atravessar uma ponte. O único detalhe é que a ponte cai depois da sua passagem, ou seja, *trata-se de um caminho sem volta*. Após algum tempo, fui entender que o retorno seria impossível, pois torna-se inaceitável trabalhar na condição de vítima da má gestão de um serviço de saúde, sabendo que, ao final, o grande prejudicado será o paciente.

Para nós, médicos, e para a maioria dos profissionais da Saúde, a passagem por essa ponte fictícia nos lança a uma dimensão que poderia caracterizar-se como alcançar o nível de incompetência, pois, durante o curso de graduação, os assuntos administrativos não são abordados ou pouca importância lhes é dada. Por outro lado, aprendemos ao longo de vários anos a ter um raciocínio clínico para tomar uma decisão instantânea sobre um possível diagnóstico médico e realizar uma proposta de tratamento para um paciente que está na sua frente. Afinal, uma vida pode estar em risco, sendo necessária uma resposta imediata e apenas em algumas situações médicas específicas pode-se pedir um prazo para raciocinar e buscar uma solução tardia para o problema.

No papel de gestor, as respostas rápidas geralmente não condizem com a necessidade da situação, ou seja, é necessário mudar o modelo mental quando se aceita assumir um cargo de gestão, buscando ter um comportamento mais estratégico e pragmático ao invés de imediatista e visceral, mantendo a curiosidade sobre os diversos assuntos, principalmente aqueles relacionados aos diversos aspectos da vida. Nesse ponto, o processo de autoconhecimento é fundamental para a mudança de papel. Passamos anos estudando na graduação e depois mais alguns na especialização ou carreira acadêmica, sempre com o olhar no próximo (assistência) e não em nós mesmos. Procuramos sempre estar disponíveis para o outro na busca da cura ou alívio da dor e, no final, dispensamos pouco tempo para o próprio conhecimento e amadurecimento dos sentimentos. Aprendemos a não nos envolver emocionalmente com os problemas dos pacientes e muitas vezes ignoramos os nossos também, levando, não raro, a uma infantilidade emocional que irá orientar nossas decisões tanto profissionais como pessoais. A partir do momento que passamos a gerir pessoas, colegas de profissão e outros profissionais de saúde, enfrentando a necessidade de negociar situações das mais diversas naturezas, o sucesso irá se basear no comportamento e não apenas no conhecimento técnico, trazendo, com isso, um desafio ainda maior, pois a forma de se comunicar, de se vestir, corte de cabelo e detalhes como gestos posturais passam a fazer parte da forma como nos comunicamos, ocorrendo o envio de sinais diretos e indiretos que são lidos e interpretados pelo consciente e subconsciente das pessoas com quem nos relacionamos.

Lembro que, durante o período da especialização em cirurgia geral, tínhamos um instrutor/professor que sempre calçava tênis brancos, provavelmente por serem mais confortáveis, afinal percorríamos grandes distâncias dentro do hospital ao longo do dia, além de ficarmos horas em pé durante os procedimentos cirúrgicos, mas os pacientes não se sentiam seguros e, algumas vezes, diziam que não estavam confiantes com aquele profissional, preferindo a nossa opinião, de recém-formados, apesar da imensa diferença de conhecimento e experiência, evidenciando uma forma inadequada de vestimenta. Ou seja, a mensagem subliminar enviada gerava insegurança. Não se iluda, a administração é uma ciência que merece dedicação e estudos. Não é possível conduzir administrativamente um serviço de saúde levando em consideração apenas o instinto. Muitas horas de estudos ainda serão necessárias.

A função gerencial é cada dia mais desafiadora e, por isso mesmo, cada vez mais atraente. As habilidades preconizadas para um profissional se tornar um bom gestor têm variado muito ao longo dos anos, evoluindo do sentido ambíguo, imprevisível, intermitente, fragmentado e imediatista para uma função racional de planejamento, análise e direção de médio e longo prazo.

Um mundo de imprevisibilidade, de mudanças rápidas e de tecnologias inovadoras revoluciona o cotidiano de um dirigente, exigindo atenção e solução atualizadas. O trabalho de um gestor tem como objetivo a integração e coordenação efetiva dos recursos disponíveis (recursos materiais, pessoas, financeiros etc.), tendo como característica ser um trabalho em constante evolução, exigindo não só a busca de novos instrumentos, como também uma atenção à rápida transformação das tarefas internas em função das novas informações, demandas e necessidades.

A referência básica de um líder deve ser sempre a missão, a visão, os valores e principalmente as responsabilidades sociais da organização de saúde que dirige. Trata-se de um trabalho complexo, desgastante, que combina pressões de diversas origens e jogos de interesse, exigindo uma visão sistêmica em um meio, fragmentado e com constantes tendências à segmentação. No entanto, a maioria dos líderes nos hospitais entra em contato com a ciência da Administração somente quando assume sua primeira função de gestão, quando chega sem qualquer preparação prévia para a tarefa, presumindo que sua experiência técnica, seu bom senso ou a sua prática anterior em funções assistenciais sejam suficientes para garantir um bom desempenho na gestão de uma organização complexa como um hospital. Apesar dessas experiências serem úteis no amadurecimento profissional, não são suficientes para transformá-lo (a) num bom líder.

Muitas vezes, acredita-se que o exercício de uma função técnica especializada fornece o conhecimento e as habilidades para a gestão, achando-se ainda que o conhecimento técnico é uma pré-condição para um bom desempenho como gestor. Assim, os recém-chegados à função tendem a ver o seu trabalho como uma tarefa técnica, similar à anterior, apenas com a defasagem de ter uma carga burocrática de trabalho. Pensando assim, continuam a ver o trabalho como algo racional, rotineiro e previsível, surgindo a frustação pela sua intermitência, variação e fragmentação, surpreendendo-se com as pressões de curto prazo e problemas urgentes, pois pensavam que seria uma função contemplativa e voltada para grandes análises e direcionamentos de médio e longo prazo.

Presume-se que as pessoas com alguma habilidade, tanto inatas como adquiridas na sua vida profissional, podem tornar-se bons dirigentes. Nesse sentido, o mercado busca selecionar para cargos de liderança pessoas hábeis no manejo da autoridade, capazes de assumir riscos, conhecedores de enfoques democráticos e com experiência na organização. Essas qualidades preconizadas pelo senso comum, aceitas pela sociedade e pelo grupo, apesar de importantes, podem provar ser insuficientes para o exercício da função gerencial.

Bom senso e experiência são requisitos para todas as profissões. A complexidade da organização de saúde moderna exige habilidades gerenciais que vão muito além disso e as grandes organizações contemporâneas exigem de seus dirigentes habilidades em:

• Relações interpessoais que ultrapassam o normalmente requerido nas relações multiprofissionais, ou seja, capacidade de se relacionar com os diversos grupos de pessoas, em diversas classes sociais e distintas necessidades;

• A tomada de decisão para enfrentar riscos e incertezas não só nas pequenas opções diárias, mas também no direcionamento futuro de grande alcance para a organização;

• Análise e reflexão para redefinir a missão e os objetivos da organização, tendo em vista a análise de fatores externos e internos em um ambiente organizacional de grandes e rápidas mudanças sociais e políticas;

• Uso do poder, em um ambiente de organização cada vez mais pluralista e menos influenciável pelo uso da autoridade.

O exercício do papel de líder pode ser desenvolvido em associações comunitárias, profissionais, clubes esportivos etc., ensinando as principais habilidades de argumentação, respeito e negociação para alcançar o sucesso nas diferentes situações. Para que a administração de um serviço de saúde seja um sucesso, o líder deve saber conduzir a organização através das diversas dificuldades, diferenciando-se com ideias inovadoras, valorizando as pessoas, estimulando o trabalho em grupo, delegando tarefas e objetivando a melhoria contínua da assistência. Muitas pessoas são colocadas na posição de líderes, alcançando posições gerenciais de alto nível, onde falham porque suas habilidades de liderança se tornam insuficientes. Da mesma forma, gerentes que se desenvolveram em posições de chefia em grandes corporações falham por absoluta inabilidade. Existem habilidades típicas, tanto de gerência quanto de liderança, que não são excludentes. Gerentes e líderes se desenvolvem através de maneiras diversas de pensar e agir, as habilidades podem ser úteis e ensinadas. Por exemplo, gerentes que não são líderes trabalham com processos e funções administrativas que utilizam a comunicação indireta, olham objetivos, metas, estruturas organizacionais e procuram levar as pessoas a se comportar de tal forma a atingir os resultados pré-determinados através do máximo de controle. Por trabalharem com dimensões racionais, os gestores necessitam de cenários e de programação para visualizarem novas oportunidades, procuram ser mais analíticos e menos emotivos, trabalham com alternativas de ação e procuram ser os mais práticos possíveis, incentivando as pessoas a atuarem segundo uma direção pré-determinada.

Diferentemente daquele que assume o papel de gerente, o líder possui a característica de trabalhar com as emoções e ideias das pessoas, utilizando o contato direto, guia-se por visões ou alternativas de futuro, e não se importa em romper com estruturas e processos para colocar em prática as novas ideias, enfrenta problemas de maneira mais ativa e menos acomodada às circunstâncias existentes. Líderes são mais criativos e mais propensos a alterar objetivos, desde que facilite o comprometimento de todos com um ideal comum. Por valorizar a imaginação e visão, os líderes induzem mais rapidamente novas possibilidades de desenvolvimento; procuram não esconder suas emoções e, portanto, possuem estilos mais dramáticos e imprevisíveis. A separação entre habilidades de gerência e liderança serve para mostrar o quanto é importante o aprendizado constante para construir uma maneira de dirigir grandes projetos e organizações de saúde.

O que a sociedade espera de um bom gestor é o exercício adequado de papéis, ou seja, frente a um objetivo a ser alcançado e dependendo do grupo de pessoas que se tem disponível para trabalhar, o comportamento do gestor deverá adequar-se às necessidades comportamentais do grupo de trabalho, podendo variar de um perfil paternalista quando o grupo se comporta de forma infantil, ou de forma mais madura, delegando as tarefas quando o grupo tem um comportamento profissional adequado assim para as necessidades do trabalho a ser desempenhado, adaptando-se frente às adversidades de cada situação.

Em caso de dúvidas ou angústias pessoais, deve-se procurar a ajuda profissional de um psicanalista. Certa vez, um grande amigo que coordenava uma área no departamento de cirurgia de um grande hospital foi convidado a assumir a chefia de todo o departamento cirúrgico, exigindo, com isso, negociar as diversas situações cotidianas com os colegas de profissão (muitos amigos de faculdade) e gerir as várias situações complexas próprias de um grande hospital (aproximadamente 1.000 leitos). Após dois meses à frente desse departamento, o conceituado professor e reconhecido cirurgião simplesmente sumiu, ninguém conseguia encontrá-lo dentro do hospital, no consultório ou em casa, gerando grande preocupação para todos. Resumindo a história, ele simplesmente não se adaptou às exigências da nova atividade, entrou em pânico e a forma que encontrou para sair daquela situação foi simplesmente desaparecer, pois descobriu que não estava preparado para lidar com a nova situação, assumindo, então, uma atitude completamente infantil e voltando depois de algum tempo para assumir o papel de médico cirurgião, com função assistencial e sem nenhum cargo de gestão, onde está feliz até hoje!

Uma situação bastante antagônica é a associação da carreira de gestor em saúde e o consultório médico ou a atividade clínica em geral na mesma localidade, beirando sempre os limites do conflito de interesses. A condição de gestor leva o profissional a enfrentar situações onde os interesses pessoais poderão ser atingidos, ou seja, é esperado que surjam alguns desafetos ou inimigos nesse percurso. A manutenção de um consultório ou clínica médica depende também de um bom relacionamento com os colegas de profissão, afinal, é esperado que exista uma rede de relacionamentos onde o paciente poderá ser referenciado para os profissionais médicos das diversas especialidades. Nesse ponto, surge o conflito de interesse, pois são posições antagônicas que inviabilizam algumas dessas atividades, portanto, surge a necessidade de uma escolha que não é fácil de ser realizada, pois deixar as atividades assistenciais pode significar abandonar um ideal de vida. Por outro lado, a certeza de realizar uma boa gestão de um serviço de saúde irá gerar uma quantidade maior de pacientes bem atendidos, e um serviço com melhor resolutividade poderá ser recompensador.

Um aspecto interessante do perfil do médico no papel de gestor é o fato de poder utilizar o o raciocínio clínico aplicado à abordagem de um paciente, também na administração, ou seja, ele pode ser aplicado no enfrentamento do problema de uma organização, facilitando a visão sistêmica. Iniciando-se com uma anamnese adequada (pesquisas, resultados de indicadores de performance etc.), realiza-se um diagnóstico situacional e apresenta-se uma proposta de tratamento, ou seja, um plano de ação. Portanto, o desejável seria adaptar para o processo de gestão a forma de raciocínio de acordo com a situação a ser enfrentada e não necessariamente dar respostas imediatas a tudo, sem antes levar em consideração os diversos aspectos do problema para poder decidir. Vale a lembrança que conceitualmente a verdade não existe, mas o que existe são diversas versões dos fatos, e para qualquer processo de decisão, é imprescindível buscar ouvir, de outra maneira, a chance de erro é grande.

Seria importante não esquecer que a função de gestor é uma profissão e não um bico ou um simples passatempo temporário, sempre achando que o consultório é o mais importante. Existe um conjunto de conhecimento que todo o gestor deve dominar e para isso a necessidade de dedicação é imensa. Dentre esses conhecimentos, estão inclusos o autoconhecimento, Marketing, custo de capital, Contabilidade, Gestão de Recursos Humanos, Gestão de Operações ou de Processos etc.

Quando um profissional médico é alçado à condição de gestor de saúde, dificilmente o seu relacionamento com os colegas de profissão se mantém o mesmo, pois aqueles que eram mais próximos poderão passar a exercer poderes paralelos com informações privilegiadas podendo atrapalhar situações que exijam maior sigilo. Apenas como exemplo, eu vivenciei a situação de um amigo engenheiro de minas que conduzia a visita de alguns repórteres internacionais a uma grande mineração de ferro. Durante a visita, lhe perguntaram e ele citou o fato de que haviam encontrado uma nova reserva mineral dentro da mesma área e isso faria com que a empresa pudesse vender vinte e cinco por cento a mais de minério para o continente asiático. Essa informação, ao chegar na mídia especializada, caiu como uma bomba na época, pois disponibilizar mais minério de ferro para venda ao mercado significou maior oferta e consequente queda do valor da tonelada de minério, fazendo com que o valor das ações da empresa também caíssem. Observe que, mantidas as devidas proporções, as informações fazem parte do sucesso do negócio e o gestor precisa aprender a lidar com tal fato e utilizá-lo de forma positiva. Frente a isso, a posição de gestor pode levar a uma posição de liderança classicamente conhecida como solitária, pois passa a ser difícil ou até impossível compartilhar problemas na busca da melhor solução, mas vale a pena ter a certeza que não existe decisão certa ou errada, mas existem consequências frente a uma decisão tomada e o ideal é tentar identificar os possíveis cenários futuros frente às decisões tomadas atualmente, ou seja, buscar realizar simulações frente às diversas opções de respostas a determinados problemas cotidianos (semelhante a um jogo de xadrez). Os Congressos de Administração podem ajudar na forma de raciocínio e encaminhamento dos problemas a partir da discussão de problemas, apresentação de boas práticas e criação de fóruns de discussão. Certa vez, participei de um grupo de diretores de hospitais que realizavam visitas mensais aos hospitais dos próprios participantes do grupo e, a cada visita, todas as informações eram repassadas quando o gestor local apresentava seus principais problemas e todos tinham a oportunidade de opinar dando possíveis soluções, ajudando com a visão externa das questões. Foi uma experiência interessante e enriquecedora.

Muitas cascas de banana serão jogadas no seu caminho, e a chance de escorregar ou até cair é grande. Procure não ser ingênuo e conduzir os problemas levando em consideração seus conceitos mais profundos de ética e moral, ouvindo o máximo possível antes de qualquer decisão, pois, dessa forma, irá conseguir, no mínimo, um sono melhor, porque estará de bem consigo próprio. Um caminho importante é conhecer profundamente a área sob a sua gestão, o perfil das pessoas, os processos operacionais, a interação com fornecedores, esclarecer quem são seus clientes internos e externos (aqueles que adquirem os seus produtos ou serviços) e procurar utilizar sempre uma abordagem multidisciplinar, porque o fato de ter formação em Medicina não significa conhecer os detalhes de todas as outras profissões, e nunca menospreze o alto nível de complexidade da nossa área da Saúde.

Para ajudar nesse enorme desafio, vale a pena utilizar as metodologias de gestão, pois o desafio dos lideres no setor da Saúde é idealizar e instrumentalizar sistemas que fomentem os desejos dos diversos profissionais da Saúde em melhorar os serviços prestados e, ao mesmo tempo, satisfazer as expectativas dos pacientes e demais usuários. Para isto será necessário:

- Um alto nível de excelência profissional;

- Uso eficiente de recursos;

- Um mínimo de risco para o paciente;

- Um alto grau de satisfação por parte do paciente;

- Impacto final na saúde;

- Disponibilizar a tecnologia de saúde mais sofisticada para o paciente.

Os atuais programas de qualidade trazem questionamentos e interpretações diferentes para cada pessoa, conforme mostrado abaixo:

- Para um ortopedista, uma operação do quadril pode ser de alta qualidade quando tudo termina sem maiores problemas no centro cirúrgico e o paciente se recupera com alta pontualmente, sem nenhuma infecção.

- Um profissional de fisioterapia pode ver o mesmo caso como de alta qualidade se o paciente pode caminhar, com quase a totalidade da sua capacidade normalizada, depois do tratamento.

- O paciente consideraria qualidade a sua capacidade de caminhar, porém totalmente livre da dor.

- Para o administrador do hospital, o sucesso estaria vinculado ao fato do procedimento ter sido realizado dentro dos limites econômicos estabelecidos, sem complicações caras.

Todas estas considerações são válidas, pois se a assistência foi realizada com qualidade, não vai depender do critério de quem analisa. Os programas de qualidade disponíveis no mercado, em geral, pretendem melhorar além do desempenho, os resultados assim como reduzir os custos operacionais da instituição.

Algumas comissões norte-americanas utilizam o conceito de "desempenho institucional", que é mais preciso do que somente a palavra qualidade. Conceitualmente, pode-se utilizar a informação sobre o desempenho institucional para julgar a qualidade de prestação do serviço, levando-se em consideração a Organização e não apenas o profissional médico.

Os programas para melhorar a qualidade seguramente podem medir o êxito em um departamento específico ou em uma especialidade médica específica, porém, o que se poderá atingir é limitado a este departamento. O que a realidade mostra é que não se pode conseguir muitas melhorias duradouras e efetivas sem o compromisso dos mais altos funcionários da instituição e a interação entre os diversos departamentos ou áreas..

A atenção médica ocorre como qualquer outra atividade, pois existem clientes, insumos e produtos. No entanto, o tratamento de cada paciente é único e os serviços podem ser diferentes dependendo das necessidades e desejos de cada paciente. Um programa de melhoria da qualidade somente terá êxito se a alta direção participar e simplesmente estará fadado ao insucesso se a elaboração e implementação forem delegadas a um indivíduo ou grupo de trabalho.

CAPÍTULO 1
A gestão representada por um modelo

Qual é a limitação para a melhoria na assistência à saúde da população brasileira: faltam recursos ou gestão?

Essa pergunta continua sem uma resposta há um bom tempo e já provocou calorosas discussões em reuniões, comissões e congressos, porém sem uma conclusão definitiva. Ao que tudo indica, a chave do sucesso é ter verba adequada e gestão apropriada caminhando juntas, pois um item é tão importante quanto outro.

Fazer a gestão de um sistema de saúde não pode ser algo baseado apenas em bom senso, pois este não garante necessariamente o atendimento adequado ao paciente, foco principal da atenção de um profissional de saúde. Se focarmos o tempo todo em qual seria a melhor forma de atender ao paciente, ajudaria muito na tomada de decisões, evitando favorecimentos e corporativismos tão comuns nas nossas instituições. Em outras palavras, seria o foco no cliente, razão da nossa atividade profissional, afinal, sem ele não existiríamos.

A literatura especializada deixa claro que a gestão deve ser feita com técnica, utilizando-se de metodologias científicas e a discussão fica restrita em estabelecer qual seria a metodologia mais adequada para as mais diversas situações do cotidiano, embora nenhum autor defenda que basta a experiência para resolver as situações encontradas na dinâmica complexa de um sistema hospitalar.

Aliás, a utilização do bom senso é algo que pode variar conforme interesses pessoais e circunstâncias, invalidando completamente a sua utilização como única forma de gestão. Lembro de uma visita técnica que realizei a um grande hospital público no município de São Paulo/SP. Dentro da Unidade de Terapia Intensiva/UTI, fomos verificar o carrinho de emergência ou carrinho de parada (aquele equipamento que contém todo o material necessário para realizar o atendimento em casos de paradas cardiorrespiratórias). Ao abrir as diversas gavetas do carrinho, a cada frasco de medicamento retirado era identificado que todos estavam com o prazo de validade expirado, causando constrangimento geral em toda a equipe de auditoria e demais envolvidos na visita técnica. A enfermeira responsável pela UTI tomou a frente e prontamente alegou que aquilo era absolutamente normal e não poderia ser considerado uma não conformidade, "Afinal o medicamento não fora utilizado". A partir dessa informação, a equipe de visitadores deduziu que a cada situação de emergência a ser vivenciada pela equipe, seria verificada a validade da medicação antes de aplicar e, se necessário, seria solicitada à farmácia a sua reposição, ou seja, todos sabemos que essa prática é impossível, pois cada segundo desperdiçado faz diferença num atendimento de parada. Obviamente, o resultado foi uma reprovação geral dessa UTI e ocorreu a total reformulação nas formas de controle e processos de atendimento, assim como o remanejamento da enfermeira responsável.

Para cada organização, de acordo com o seu nível de amadurecimento gerencial, deve-se buscar uma metodologia adequada para conduzir a gestão, estabelecer uma rota e seguir em frente, enfrentando as angústias do cotidiano. Independentemente da metodologia, o primeiro passo para uma gestão adequada é atender aos requisitos legais do setor de saúde. Sem esse passo não será possível o reconhecimento da população, da área que financia a organização e de todas as outras partes interessadas. É de conhecimento geral que o Brasil é um dos campeões mundiais em elaboração de leis, sendo que algumas são viáveis, amplamente aceitas e outras não, mas a abordagem deve ser sempre em favor do atendimento ao paciente, ou seja, o cumprimento de requisitos legais trará segurança na prestação do serviço. Fugir dessa obrigação é fugir dos princípios básicos da prestação de serviços de saúde, onde o mínimo que se espera de uma organização hospitalar é que possua:

• Um organograma que represente a sua estrutura, atualizado e que seja de conhecimento de todos os profissionais que ali trabalham, independente do vínculo trabalhista;

• Alvarás atualizados e válidos do hospital, de serviços, aparelhos e /ou contratos de prestação de serviços e relatórios regulares e atualizados de proteção radioativa. Não basta ter um protocolo entregue na Vigilância Sanitária, deve-se atender a todos os requisitos em prol do paciente;

• Controle dos diplomas e títulos de especialistas dos responsáveis pela administração do hospital e de serviços de apoio, independente de ser terceirizado, pois são atividades de alta responsabilidade e nenhuma fraude pode ser aceita. Além disso, o monitoramento das anuidades nos respectivos órgãos de classe é fundamental, de maneira a garantir que o exercício da profissão está regular;

• Cadastro formal e atualizado do corpo clínico. Esse item, apesar de simples, implica na clara definição de quais profissionais fazem parte do corpo clínico (apenas médicos ou todos os profissionais de nível superior, conforme estabelece o Conselho Federal de Medicina/CFM). Não há dúvidas: quanto mais profissionais médicos do corpo clínico possuírem o título de especialista, menos problema técnico haverá e maior será a satisfação dos pacientes;

- Manuais atualizados de rotinas, fluxos e procedimentos (administrativos, enfermagem, nutrição, laboratório, lavanderia, limpeza e área médica);

- Registro formal das atividades de treinamento, cursos, palestras e qualquer outra atividade de capacitação. Lembre-se: se não há registro, não tem como provar que ocorreu;

- Atas de reuniões de equipes médicas e das diversas comissões existentes no hospital (Infecção Hospitalar, de Prevenção de Acidentes e outras);

- Escalas atualizadas de serviços médicos, enfermagem, manutenção e serviços de apoio diagnóstico e terapêutico a fim de provar formalmente e garantir o adequado atendimento no respectivo serviço;

- Comprovante de combate a insetos e roedores, limpeza de caixas d'agua (a cada 6 meses) e outros que forem apropriados;

- Plantas físicas, elétricas e hidráulicas, de forma a garantir o conhecimento básico das instalações;

- Comprovantes da manutenção de equipamentos;

- Resumo estatístico das avaliações dos usuários em relação aos serviços prestados.

Isso vai garantir as informações básicas para uma boa gestão, afinal, estará garantido o atendimento ao mínimo necessário e poderá se gastar energia em outras atividades que vão além das obrigações legais. Em caso de dúvidas ou leis conflituosas, as associações de classe ou sociedade de especialidade do CFM poderão ajudar a esclarecer. O que não vale é descumprir uma determinada lei apenas porque não acredita ou discorda.

Carrego comigo a lembrança da perda de um amigo morador na cidade de Campinas/SP, que buscou atendimento num pronto-socorro de hospital privado local alegando precordialgia (dor no peito). Os exames laboratoriais iniciais não evidenciaram nenhuma alteração, mas, como o mal-estar não passava, ele foi mantido em observação numa sala na própria área do pronto-socorro. Passado algum tempo, ele teve uma parada cardíaca e todo o atendimento foi comprometido, porque a largura da porta do ambiente onde ele estava não permitia a saída da maca e nem a entrada do carrinho de parada. A porta simplesmente não atendia aos requisitos legais (RDC-50 da Anvisa). O fim da história foi catastrófico, pois conseguiram reverter a parada depois de algumas manobras, ele foi levado para a UTI onde veio a falecer. Obviamente, o hospital perdeu em todas as instâncias judiciais para o processo levantado pela família, apesar de ninguém estar apto a dizer qual seria o desfecho dessa história se o tamanho da porta estivesse correto.

Para quem não domina o assunto, vale a pena fazer um curso rápido ou estudar com carinho os requisitos estabelecidos pela Agência de Vigilância Sanitária e, principalmente, entender a razão das mais diversas exigências técnicas. Ir contra o que está estabelecido na lei sem uma razão plausível é colocar em risco a segurança do atendimento ao paciente, dos funcionários da organização e de toda a sociedade. Este livro não se propõe abordar esses detalhes técnicos, pois se trata de outra disciplina bastante extensa, mas vale lembrar que uma boa prática é sempre consultar ou exigir um profissional adequado para construir, reformar ou adequar estruturas físicas, ou seja, a contratação de um arquiteto que comprove a especialização em Arquitetura Hospitalar.

Outro requisito básico para uma boa gestão é o atendimento às leis trabalhistas em vigência. Observe que o setor saúde é basicamente formado por mão de obra, ou seja, somos gente cuidando de gente. Se o profissional estiver insatisfeito com as suas condições de trabalho, estiver cansado ou preocupado com questões próprias familiares, o serviço prestado também será insatisfatório, portanto, atender aos mínimos requisitos da legislação trabalhista é o que se espera de um bom gestor. Obviamente, existe todo um questionamento sobre o fato que a legislação trabalhista não atende às necessidades atuais dos diversos setores da economia e não se adapta às necessidades de uma sociedade moderna. Isso também é verdade, portanto, fique atento em quem irá votar nas próximas eleições e faça uma reflexão sobre o seu papel na vida política, procurando ser ativo ou apoiando pessoas que desejam melhorar ou atualizar o sistema trabalhista, mas enquanto não há mudança, deve-se atender à legislação, ou estará fadado a ter alta rotatividade de funcionários com qualidade de atendimento abaixo do razoável. Vale lembrar da escala ou pirâmide de Maslow, que estrutura as necessidades do ser humano de forma progressiva, ou seja, o primeiro passo é ter as necessidades básicas atendidas antes de dar o próximo passo e subir em níveis maiores de satisfação pessoal, profissional, emocional e espiritual. Isso significa que frente a uma situação onde o profissional está com o salário atrasado, dificilmente haverá satisfação no desempenho de suas atividades profissionais, podendo comprometer o atendimento ao usuário final ou paciente.

Algumas situações parecem conflitantes, como exigir que um médico faça o registro de entrada e saída do trabalho (popularmente chamado de bater o cartão), mas por questões de transparência administrativa, cumprimento de requisitos legais, quando se tem médicos contratados em regime CLT, o controle pode ser o mesmo estabelecido para os demais profissionais de nível superior. Obviamente depende da cultura e política de cada organização, basta deixar as regras claras desde o início e não se abrir nenhuma exceção, que as chances de sucesso existem.

Figura 1: assistência X gestão

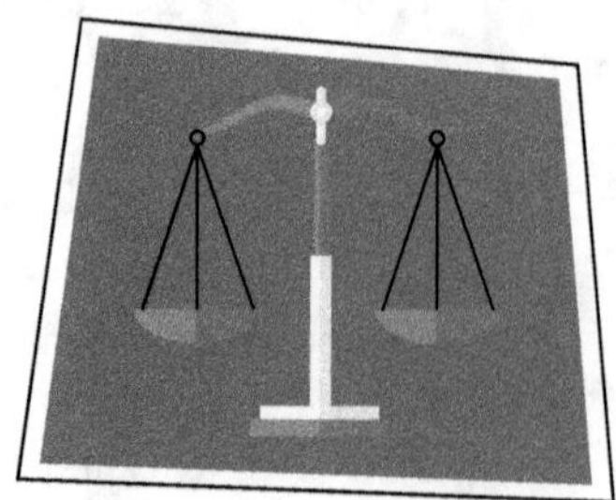

A partir do atendimento à legislação, pode-se começar a buscar melhorias na gestão de pessoas, partindo-se assim para programas de qualidade, de acreditação, certificações ou prêmios de gestão. A discussão sobre qual seria o melhor programa também move paixões e discussões acaloradas, mas o fato é que os diversos programas de acreditação possuem características distintas, alguns mais prescritivos exigindo melhorias nos detalhes, algumas vezes sem olhar de forma sistêmica toda a organização, fato que pode ser muito bom para alguns perfis de maturidade organizacional. Por outro lado, quando se olha a evolução histórica dos programas de qualidade no mundo, é fácil identificar que no início havia uma grande preocupação no controle do serviço prestado ao cliente através de controles estatísticos. Com o passar dos anos, as empresas observaram que não adiantaria se preocupar com o produto entregue se não houvesse uma melhoria e controle dos processos, iniciando-se um verdadeiro avanço em busca de metodologias de controle dos processos. Mais recentemente, identificou-se que não bastaria controlar os produtos entregues se não houvesse um controle da gestão, surgindo então as discussões e tendências atuais de práticas como Governança Corporativa e Sustentabilidade. Portanto, se a intenção é realizar uma boa gestão, a qualidade não se aplica apenas ao produto ou aos processos, a qualidade deve estar inserida na gestão.

A gestão não deve estar baseada nos programas de qualidade, mas a qualidade deve estar inserida na gestão, e para isso existem técnicas, metodologias e abordagens reconhecidas mundialmente. Estudos realizados com as empresas que sobreviveram às grandes crises locais e internacionais permitiram a elaboração de um modelo de gestão utilizado mundialmente, baseado em oito critérios bastante distintos e totalmente interligados, representado aqui no Brasil pela Fundação Nacional da Qualidade/FNQ. Esses critérios não são específicos para cada segmento da economia e realidades locais, trata-se de um modelo aplicável em qualquer organização, e para melhor entendimento e troca de experiências, foi criada uma rede de programas estaduais e setoriais atendendo a necessidade local de aprendizado e buscando elevar as práticas de gestão para um nível mundial.

A proposta deste livro é abordar a Gestão em Saúde e, mais do que isso, ele é voltado ao profissional de saúde que assumiu um cargo de gestão, seja pelos desejos do destino ou por desejo próprio. Uma excelente referencia é o programa Compromisso com a Qualidade Hospitalar/CQH, mantido pela Associação Paulista de Medicina/APM e pelo Conselho Regional de Medicina do Estado de São Paulo/Cremesp, que traduziu esse modelo através de uma figura para melhorar o entendimento (Figura 2).

Esse modelo pode ser usado para diversos propósitos, pois mostra como uma organização de saúde se estrutura, permitindo uma visão sistêmica e a possibilidade de identificar onde as pessoas se encontram na estrutura organizacional, onde os processos ocorrem ou deveriam ocorrer e se interconectar, e ter a visão clara de que só através da medição dos resultados será permitido a melhoria contínua no atendimento ao paciente.

Figura 2: modelo de estruturação de uma organização de saúde (referência ao Programa de Compromisso com a Qualidade/CQH da Associação Paulista de Medicina).

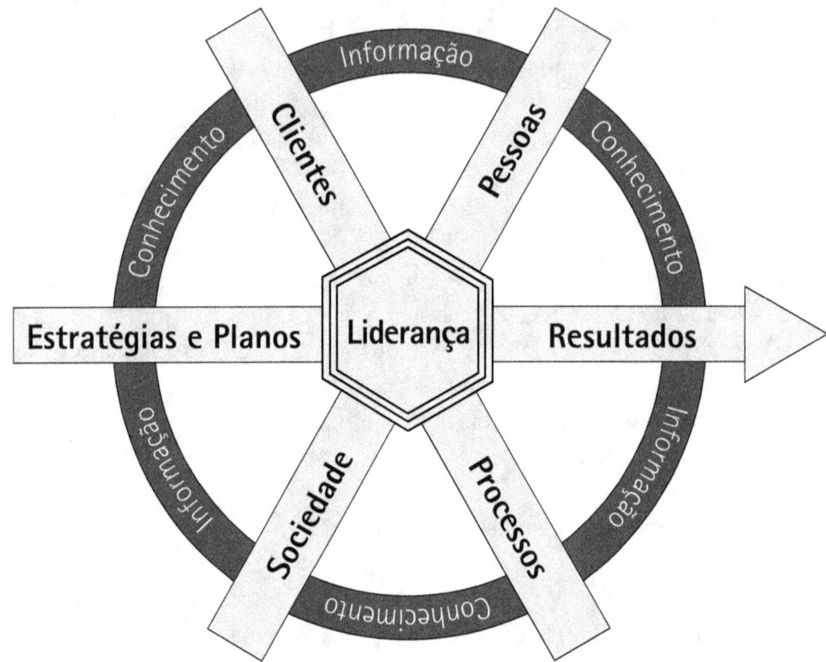

Por outro lado, esse modelo permite enxergar onde os processos efetivamente não acontecem, a razão de algumas iniciativas não alcançarem o sucesso desejado, incluindo situações interdepartamentais. O fato é que tudo começa pela alta liderança da organização. Se essa não se envolver, nada acontecerá. Apenas como um exemplo, se a alta liderança não analisa os resultados, os indicadores da organização e a partir desses promove melhorias, isso mostra que de nada adianta gastar tempo e dinheiro gerando indicadores, afinal não serão uteis. Portanto, não adianta gerar indicadores apenas por exigência de determinada metodologia de acreditação, vai se gastar uma energia desnecessária se o principal fator de sucesso que é o envolvimento da liderança não acontecer.

O modelo de gestão deixa claro que a liderança irá viabilizar suas ações através de um planejamento estratégico, elaborado levando-se em consideração os requisitos da sociedade (legais e administrativos) e as necessidades daqueles que utilizam o serviço (clientes). Após essas considerações, as ações ocorrerão através dos colaboradores da organização e seus processos de trabalho, gerando resultados que, se medidos adequadamente e analisados, irão gerar informações e conhecimento, permitindo a melhoria de toda a organização, num ciclo de *upgrade* constante.

Pode ser que você não esteja acostumado a essa terminologia, mas será facilmente adaptável para o linguajar utilizado tanto no setor público como privado. Vamos explorar os diversos critérios ao longo dos próximos capítulos, com foco no papel do médico gestor.

CAPÍTULO 2
O poder da liderança

Não se iluda, nada acontece se a alta liderança da organização não apoiar ou garantir que as coisas aconteçam, seja o custeio ou a legitimidade das ações. Apenas como exemplo, uma situação típica de não conformidade encontrada na implantação de programas de acreditação é a falta de cadastramento do corpo clínico, ou seja, falta de documentos atualizados dos profissionais médicos que trabalham na organização.

Constantemente os outros profissionais afirmam que o médico é difícil de lidar e não se compromete com a melhoria da organização. Essa é uma meia verdade. Existe um fator comportamental interessante do médico onde, ao perceber que um determinado programa ou iniciativa não foi anunciado pela diretoria local, ou que nas conversas informais trata-se de um assunto de pouco significado, a equipe médica não adere de forma espontânea ou de imediato, pois não sabe ou não entendeu do que se trata, muitas vezes pela simples razão que não foi devidamente explicado com linguagem apropriada. No entanto, quando se tem a percepção de um programa com propósitos claros de melhoria do atendimento ao paciente, e com total apoio da diretoria, o nível de adesão é alto, mudando para melhor.

Quando se fala de liderança, não significa exatamente a figura da pessoa que atua como o líder máximo da organização, mas se refere a toda estrutura de liderança, muitas vezes evidenciada pelo seu organograma. É importante para o melhor entendimento de todos ter as estruturas representadas por gráficos ou símbolos, no entanto, um organograma não pode engessar a organização, devendo ajudar no entendimento das relações, facilitando o fluxo de informações e, mais ainda, o fluxo de tomada de decisões estratégicas e cotidianas. Uma organização sem um organograma claramente definido pode ser consequência de diversas situações, desde uma total desorganização e falta de confiabilidade até eventualmente representar uma empresa totalmente inovadora com uma proposta de estrutura de liderança revolucionária, portanto, seria muito importante entender a razão de tal situação.

Um passo interessante é identificar exatamente o local que você ocupa dentro da organização, entendendo os seus níveis de subordinação e responsabilidade. Apesar de nós, médicos, acreditarmos que somos profissionais independentes e autônomos na tomada de decisão, a realidade é que quando fazemos a opção de trabalhar numa organização de saúde (clínicas, hospitais ou empresas), faz parte da nossa obrigação dar satisfação a alguém e por outro lado ter algumas pessoas nos devendo satisfação, estabelecendo-se, assim, níveis de responsabilidade. Podemos ser independentes nas nossas decisões clínicas, autônomos na nossa relação médico-paciente, mas quando entram questões administrativas existem e devem realmente existir níveis de subordinação, pois a gestão se realiza em grupos organizados e trabalho em equipe, pelo menos é a forma como a sociedade ocidental se organizou.

A forma de praticar a gestão é o fator que irá diferenciar uma organização de outra, permitindo a sua sobrevivência nos momentos de crise. Um princípio muito falado, mas pouco usado é da tomada de decisões, pois as mesmas devem sempre estar baseadas em dados e fatos, e não apenas em bom senso ou intuição, onde as decisões viscerais são as mais problemáticas e podem ser a causa de fracassos futuros.

Eu lembro de visita técnica realizada a um hospital privado da Zona Leste da cidade de São Paulo (SP), conhecida pela alta faixa etária da população da região, formada basicamente de imigrantes italianos, quando o recém empossado diretor-geral, celebrado médico obstetra, me mostrou com orgulho a nova maternidade, inaugurada com toda a pompa. Minha impressão inicial foi péssima, pois a maternidade estava vazia e ao perguntar sobre a média de internação, fui surpreendido por números abaixo da crítica e considerada uma área problema do ponto de vista econômico. Ficou muito claro que a maternidade atendeu ao desejo pessoal do novo diretor, mas foi implantada sem nenhum planejamento estratégico, pois o hospital está inserido numa comunidade que necessitava de ações de Geriatria e não de Pediatria. Fiquei sabendo depois de um tempo que a maternidade foi fechada, ou melhor, transformada em ala de internação de adultos e o diretor do do hospital desligado. Mais recentemente fui surpreendido pela notícia que outras maternidades privadas na cidade de São Paulo também foram fechadas por questões econômico-financeiras e outros destinos foram dados à mesma área, atendendo à vocação de cada hospital e região.

Uma recente exigência do mercado sobre as empresas que possuem ações em bolsa de valores é a pratica da governança corporativa, ou seja, a efetiva transparência nas tomadas de decisões e operacionalização de ações, democratizando a informação a todos os interessados no negócio. Esse raciocínio serve também para uma organização de saúde pública ou privada, basta apenas adaptar a linguagem, mas o conceito é o mesmo. Falar em gestão profissional de uma organização significa obedecer a todos esses princípios básicos para uma boa gestão (visão sistêmica, transparência, ética e compromisso social).

Agora fica fácil identificar porque o sistema de saúde brasileiro é tão vulnerável, pois quando olhamos nossas organizações de saúde, é possível ver a falta de controle social e uma guerra de egos e jogos políticos de interesses pessoais, sem ganhadores. As organizações familiares são normalmente as mais vulneráveis a qualquer crise, pois as decisões são baseadas em relações emotivas, e o objetivo maior é manter o *status quo* da família; o hospital ou a clínica é uma simples forma de manter a família bem, não necessariamente gerando empregos, sustentando famílias ou promovendo a melhoria no nível de saúde da população.

Recentemente, em visita técnica a uma capital do Nordeste, visitei um hospital privado considerado um dos melhores da localidade e ao conversar com um dos donos/diretores, surgiu o assunto da falta de leitos hospitalares na região e a baixa proporção de médicos em relação à população, gerando com isso um estado caótico de atendimento, com práticas abusivas de cobrança por parte dos médicos locais (por exemplo, nenhum médico atende com hora marcada, mesmo pagando, todo paciente é atendido por ordem de chegada, assim como a consulta só é agendada com prévio pagamento do valor). Na continuidade da conversa, foi citado que um dos donos do hospital é médico pessoal de um senador da república representante do respectivo Estado e tem conseguido por essa relação que nenhum novo hospital privado seja construído na região, garantindo um certo monopólio no atendimento privado, evidenciando que a prestação de serviços de saúde é ainda moeda de troca na área política em algumas regiões deste nosso Brasil.

Outra situação interessante são as organizações de saúde sustentadas e mantidas por organizações religiosas, onde os valores e a missão da organização estão baseados nos dogmas da própria religião. Fica claro de entender por que deve-se apresentar claramente os valores, a missão e visão da organização, de forma a deixar claro a todos que ali trabalham ou prestem serviço, as formas de operação. Se você não se sente bem num local que reverencia as diversas simbologias, não será possível exercer sua profissão num hospital como a Santa Casa de Misericórdia, onde estão presentes crucifixos, imagens de Cristo e outros santos, assim como missas dominicais. Isso é um valor da organização, que não necessariamente irá coincidir com o seus, mas o importante é conhecer e decidir o quanto existe de conflito ou aderência aos valores da organização cuja conclusão poderá ser a sua saída do local antes que se gerem situações de estresse.

Se a liderança de uma organização toma as decisões baseada em dados e fatos, leva em consideração as questões éticas nas suas relações internamente, com os fornecedores e demais interessados, preocupa-se com o futuro da própria organização e da sociedade, cobrando do seu grupo de trabalho os mesmos valores e formas de gestão, procurando antecipar cenários possíveis no futuro e, principalmente, agindo com ética e transparência, a chance de sucesso torna-se bastante provável.

Uma falha bastante frequente na gestão dos hospitais brasileiros é a centralização das decisões em uma única pessoa, muitas vezes chamada de superintendente, diretor-geral ou CEO (*Chief Executive Officer*), ou seja lá qual for o nome. O modelo de gestão apresentado anteriormente traz a experiência que o processo de decisão não pode ficar na mão de uma única pessoa, pois o ideal é que exista um conselho acima desta função, normalmente chamado de conselho de administração, onde são tomadas as decisões estratégicas de forma colegiada, discutida e até votada (algumas organizações só tomam decisões se for por consenso geral, ou seja, um voto contra inviabiliza qualquer proposta); de qualquer forma, caberá ao superintendente operacionalizar as ações estabelecidas por esse conselho, exercendo, assim, a função de um cargo executivo, portanto com metas, responsabilidades e prazos estabelecidos.

Felizmente, eu já tive a oportunidade de acompanhar um conselho de administração com integrantes das mais variadas representações, como líderes da comunidade local, líderes de associações de doentes crônicos e outros representantes de partes interessadas na organização de saúde, diretor clinico, representante dos funcionários, presidente da comissão interna de prevenção de acidentes e outros). Nessa situação de discussões, a diversidade é muito bem-vinda, pois é a forma de dar ouvidos aos mais diversos segmentos e interessados, garantindo, assim, a menor chance de erro. Obviamente, exige um grande exercício de paciência, respeito e integridade, mas essa maturidade aumenta a possibilidade de resultados de sucesso.

Existe um ponto interessante sobre a representatividade do médico dentro de um hospital, onde o Conselho Federal de Medicina estabelece a figura do diretor clínico, votado pelo corpo clínico a cada dois anos, sem remuneração, cujo papel é representar os interesses do profissional médico ou dos profissionais que compõem o corpo clínico junto à diretoria. No entanto, não cabe ao diretor clínico transmitir ordens ou solicitações da direção geral para o corpo clínico; esse papel deve ser do diretor técnico, médico ou profissional de saúde contratado pela organização para exercer o papel de administrar todo o processo de assistência à saúde e, portanto, envolver a todos os profissionais de saúde no estabelecimento de diretrizes, atuando nos conflitos de interesse e realmente fazendo com que as ações aconteçam conforme orientação da diretoria.

Durante a implantação de programas de acreditação, frequentemente vemos o diretor clínico apresentando o programa e até conduzindo as suas ações junto ao corpo clínico com mínimas chances de sucesso, pois esse tipo de programa exige mudança de comportamento e não cabe ao diretor clínico exercer esse papel, mas ao diretor técnico. Por todos esses aspectos, pode-se ver claramente que uma liderança mal estruturada ou sem princípios poderá conduzir a organização para dificuldades e períodos turbulentos, independentemente de fatores externos.

A implantação de um programa de acreditação, de qualidade ou um modelo de gestão poderá ajudar a deixar claro o papel esperado da liderança, e pontos de melhorias que poderão impactar na assistência ao paciente, ou seja, uma efetiva melhora no atendimento.

Por outro lado, um programa de melhoria da qualidade só poderá ter efeito positivo quando a liderança estuda, entende, participa e literalmente conduz todas as etapas necessárias previstas num plano de ação estabelecido após uma avaliação interna ou externa da organização. É fundamental que toda a liderança realize um treinamento específico para entender o seu papel, quais as ações esperadas por todos e como a sua participação poderá ser um diferencial de sucesso nesse tipo de implantação.

Normalmente, a equipe médica não é envolvida nesse processo de entendimento e aculturamento em relação aos programas de excelência de gestão e, por isso, apresenta o típico comportamento de resistência. Portanto, é fundamental considerar a equipe médica como uma liderança informal e realizar encontros de sensibilização e envolvimento desse grupo que também poderá contribuir para o sucesso da sua implantação.

Para o médico no cargo de gestor, o melhor a fazer é entender esse processo, buscar estudar a literatura a respeito, visitar hospitais ou organizações de saúde que já tiveram esse tipo de experiência e conseguir argumentos e poder de envolvimento do grupo de médicos e outros profissionais com quem se relaciona. O caminho é de grande aprendizado e profundas reflexões sobre a possibilidade de melhorias, mas basta enxergar o processo além do corporativismo, como um benefício para a assistência ao paciente.

CAPÍTULO 3
Planejar ou morrer

Quando se estuda e analisa quais foram os fatores de sucesso que conduziram as empresas durante as turbulências do mercado, identifica-se claramente que a liderança da organização preocupou-se em viabilizar as estratégias e manteve a atenção nos planos de longo prazo, pois trata-se de uma das formas mais adequadas de sobreviver ao tempo.

Realizar o planejamento estratégico de uma organização de saúde é fundamental para que todo o grupo da alta liderança possa entender e discutir o cenário onde estão inseridos, identifiquem quais são os pontos fortes da organização, quais os serviços prestados com excelência e quais são os pontos que merecem melhorias, afinal são gargalos nos fluxos de atendimento a serem trabalhados, além de esclarecer quais são as oportunidades e ameaças num cenário futuro. Existem técnicas adequadas para conduzir um trabalho como esse. A escolha dos participantes é fundamental para o sucesso, afinal, quanto mais as ideias forem divergentes e representarem as diversas tendências da economia e da sociedade, melhor será a base para a análise.

Ao tirar os olhos do cotidiano, levantar a cabeça e olhar para o cenário ao redor, poderá se observar os diversos graus de amadurecimento das organizações na condução da sua rotina e enfrentamento de problemas. Algumas empresas, geralmente fora do Brasil, chegam a fazer seu planejamento estratégico pelos próximos cem anos, obviamente realizando revisões anuais frente às intensas mudanças do mercado local e internacional. Outras empresas chegam a convidar os seus concorrentes a participarem do seu próprio planejamento estratégico, afinal possuem um grau de amadurecimento e na sua visão de futuro, o objetivo é enfrentar os desafios e não simplesmente liquidar os concorrentes.

A meta do planejamento estratégico de uma organização deve ser olhar para o futuro, estabelecer as estratégias de crescimento ou sobrevivência e conseguir transformar ideias em ações, priorizá-las conforme o orçamento disponível e rodar o ciclo de melhoria aprimorando o processo de planejamento com regularidade.

Para nós, médicos, fazer esse tipo de exercício pode representar uma penúria para aqueles que não aprenderam a gostar de gestão, pois as decisões precisam ser colegiadas atendendo ao interesse de todos os envolvidos, exigindo grandes discussões e exploração de diversos temas. É assim que se constrói o engajamento de todos com o futuro da organização.

A análise de SWOT é uma metodologia que avalia cenários futuros e busca um planejamento frente às diversas opções. Nesse processo realiza-se uma leitura crítica da organização, buscando-se a maior imparcialidade possível, onde deverão ser avaliados os seguintes aspectos:

1. Pontos fortes

Listam-se todos os itens que diferenciam a organização no segmento, ou seja, quais são os serviços ou produtos que a diferenciam no mercado onde atua. Por exemplo imagine o setor de oncologia de um hospital geral, onde esta área se destaca pela elaboração de trabalhos científicos, reconhecimento internacional ou em volume de atendimento. Essa área precisa ser reconhecida por todos como destaque e deve-se procurar entender quais são os melhores processos internos, tipo de capacitação de pessoal ou qualquer outro fator que coloque essa área em destaque para servir de exemplo aos outros.

O mais importante não é o estabelecimento dos pontos fortes, mas a discussão gerada dentro do grupo de liderança. A condução dos trabalhos deve ser feita preferencialmente por um profissional externo, e conduzido de forma absolutamente imparcial, não favorecendo qualquer das ideias e opiniões que surjam durante um trabalho como esse. Recomenda-se, sempre que possível, realizar estudos de mercado, análise de concorrentes e outras forças para ajudar no melhor entendimento do mercado.

2. Oportunidades de melhorias

Embora seja difícil realizar um exercício de autoavaliação, tendo que admitir as próprias fraquezas no momento da elaboração do planejamento, é fundamental exercer a autocrítica e analisar as queixas dos usuários, afinal, metade do caminho da solução é identificar e reconhecer os próprios erros.

Esse exercício é fundamental para que todos os participantes possam entender e discutir os diversos aspectos da organização em que trabalham e elaborar os processos de melhoria, portanto, não se deve discutir pessoas, mas os serviços, processos e área física. Uma vez definido um processo de melhoria interna, a busca das melhores pessoas para realizá-la passa a ser uma segunda fase.

Outro detalhe importante é saber priorizar todos os pontos da melhoria que realmente necessitam ser incrementados, pois pode-se deparar com falta de verba ou falta de interesse estratégico em aprimorar determinado serviço, em detrimento de outros. Vale lembrar que nas metodologias de avaliação de qualidade, a lógica é que a organização receba a classificação conforme a sua pior pontuação, pois parte-se do princípio de uma visão sistêmica, onde a área de menor pontuação exerce influência nas outras que estão com um nível melhor de amadurecimento, assumindo o papel de funil, já que todas as áreas são igualmente importantes no atendimento ao paciente.

3. Oportunidades de mercado

Segundo a metodologia de análise de SWOT, deve-se ter olhares para dentro da organização (identificando internamente qual o setor onde se presta um serviço de excelência e onde existem oportunidades de melhorias) e olhares para fora, ou seja, em qual cenário a organização está inserida (localização física, mercado de atuação, perfil nosológico, característica populacional, esfera de governo etc.) para realizar um exercício de análise de possíveis cenários futuros e identificar quais seriam as oportunidades de novos negócios, novos tipos de atendimentos, melhorias no nível de atenção à saúde, entre outras situações.

Apenas como exemplo, no atual momento pode-se evidenciar uma profunda mudança no perfil da população brasileira onde os últimos censos revelam um envelhecimento da população com significativa queda na taxa de natalidade, ou seja, não faz o menor sentido abrir uma nova maternidade, a menos que seja uma condição extremamente especial e justificável, , ou está fadado ao gasto desnecessário. Atualmente, os hospitais gerais têm discutido o fechamento das suas áreas de maternidade e direcionado a área física para outro tipo de atendimento voltado para a área da alta complexidade e Geriatria, atendendo às novas demandas.

É obvio que ninguém possui uma bola de cristal e, portanto, sempre existirá uma chance de erro nesse tipo de análise, mas a ideia é tentar diminuir ao máximo a chance de erro frente aos dados disponíveis.

A possibilidade de convidar profissionais que não fazem parte da organização para participar das discussões estratégicas é sempre interessante permitindo visões completamente diferentes, sejam líderes de comunidade, líderes de associações de pacientes, líderes religiosos, empresários da região, de forma a garantir a maior diversidade possível e análise dos dados sob diversas óticas.

4. Ameaças

Esse aspecto da análise de Swot seria muito semelhante ao anterior apenas com o viés positivo, ou seja, frente a um provável cenário futuro, deve-se analisar quais seriam as possibilidades de melhorias, investimentos ou diferenciação de mercado.

Lembro-me que nos anos 90, a grande oportunidade de negócio na área da Saúde eram os serviços de *home care* (com foco específico na internação domiciliar), quando várias empresas queriam entrar nesse mercado chamado de promissor com o sonho de auferir grandes lucros. Passadas duas décadas, a realidade se mostrou muito diferente e observa-se que apenas algumas poucas empresas sobreviveram. Apesar da lógica da desospitalização ser saudável e positiva, existia outro viés da atual estrutura da família brasileira, pois a lógica do *home care* é desenvolver ao longo do tempo a figura de um cuidador, ou seja, alguém da família que possa ajudar ou liderar as ações de cuidado ao paciente acamado. Ocorre que a atual estrutura da família brasileira mudou. Quando existe a figura de um casal, normalmente, os dois trabalham fora de casa e, quando existem filhos, estes estão em período escolar, e se ainda existir outro adulto na casa, muito provavelmente não terá condições de assumir o papel de cuidador. Para resumir, quando ocorreu a desospitalização de alguns pacientes, porém não se conseguiu desenvolver um cuidador, a família entrou com recurso judicial e acabou conseguindo manter o serviço de *home care* muito além do período previsto, aumentando os custos enormemente e evidenciando que se trata de um modelo interessante, positivo e saudável, mas que exige uma grande análise técnica, econômica e, principalmente, social para a sua indicação.

Nesse exemplo, pode-se observar que uma oportunidade tornou-se uma ameaça, pois a história demonstrou um negócio com um risco muito alto embutido e provavelmente não diagnosticado nos estudos preliminares. Provavelmente, os mais otimistas observaram o mercado de saúde norte-americano e enxergaram um grande potencial de crescimento no Brasil. Enfim... são os riscos do empreendedorismo.

Um exemplo de ameaças no setor público da Saúde ocorre a cada quatro anos por ocasião das eleições, ou seja, sempre existirá a possibilidade de um candidato da oposição vencer as eleições e colocar em risco todo um programa desenvolvido anteriormente. Infelizmente, a realidade política brasileira mostra a falta de continuidade de programas sérios e de impacto positivo na população devido às questões político--partidárias. Alguns estudiosos afirmam que os programas de qualidade nos hospitais públicos acontecem devido à continuidade da média gerência, que não é trocada a cada quatro anos, sendo menos sujeita à influência política partidária, permitindo a continuidade dos propósitos e das ações de médio e longo prazo.

Durante a elaboração de um planejamento estratégico é fundamental a tentativa de refletir quais seriam as ameaças ao futuro da organização dentro dos possíveis cenários. Esses seriam exercícios na busca da diminuição do risco.

Figura 3: análise SWOT

Análise SWOT

"Adequação entre capacidades internas e possibilidades externas"

Strength (Forças)

Oportunities (Oportunidades)

Weaknesses (Fraquezas)

Threats (Ameaças)

Uma vez finalizada a fase da análise de SWOT, passa-se à filtragem de todas as ideias, a fim de que a alta gerência priorize as ações, pois é impossível levar adiante todas as intenções. Isso deverá se desdobrar em planos de ação, ou seja, a cada ideia estratégica deve-se identificar quais ações seriam necessárias para viabilizar determinada ideia. Para cada ação deve-se estabelecer um prazo, um responsável e, acima de tudo, um indicador para se medir resultados. A partir desse ponto devem ocorrer reuniões regulares, a fim de discutir o planejamento estratégico, no entanto, não devem ser confundidas com as reuniões cotidianas, pois aqui tomam lugar as discussões de ações a médio e longo prazo.

Atualmente, com a rapidez nas mudanças estruturais, políticas e econômicas, a frequência com que se revê o planejamento estratégico vem aumentando, obrigando as organizações a terem um pensamento estratégico atuando rotineiramente.

Muitas pessoas sentem saudades de quando o tempo passava mais lentamente, mas a realidade atual é que convivemos com verdadeiros ladrões de tempo, como a internet e seus inúmeros aplicativos, sem falar da telefonia celular, de um lado facilitando a vida, de outro nos ligando a tudo e a todos em tempo integral. Isso acaba ocorrendo na vida social e profissional e o tempo destinado a nós mesmos fica cada vez mais escasso.

Figura 4: o modelo SWOT

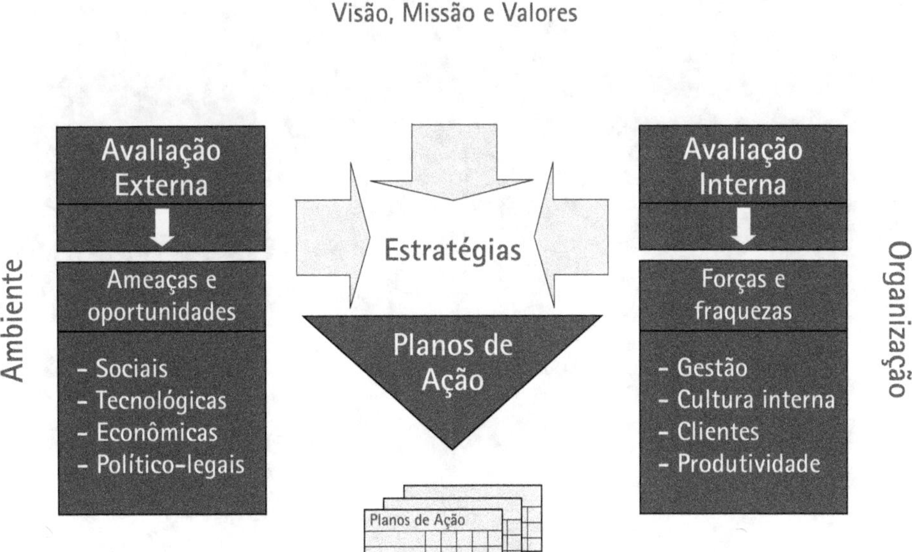

O grande desafio do médico gestor durante a elaboração de um planejamento estratégico é buscar o equilíbrio, ou seja, evitar defender ideias que favoreçam exclusivamente as áreas que domina e simplesmente menosprezar ou não dar a atenção necessária para as demais. Deve-se lembrar constantemente de que a garantia de sobrevivência da organização está no equilíbrio de todas as áreas do hospital. Afinal, se uma única área tiver o desempenho ruim, irá influenciar o desempenho de todas as outras. Num planejamento estratégico, a alta liderança acaba definindo quais são as prioridades de ação baseadas em diversos dados, porém as experiências pessoais e profissionais acabam tendo grande influência nesse tipo de decisão e, muitas vezes, temos dificuldade em analisar e dar a prioridade necessária às áreas que não entendemos ou dominamos completamente. Para um profissional médico no cargo de gestor, provavelmente será fácil analisar o pedido para a troca de um aparelho de ressonância magnética, afinal domina os aspectos de demanda pelo exame, novidades tecnológicas e última geração de aparelhos, por outro lado um pedido de aquisição de novo parque tecnológico seja em hardware ou software, provavelmente enfrentará maiores dificuldades de análise, afinal trata-se de um assunto que possivelmente não é de domínio completo, a menos que se tenha formação nessa área. Portanto, para um gestor médico, frente a um orçamento restrito, a chance de aprovar novo aparelho de ressonância e não aprovar os investimentos em T.I. é grande, podendo assim aumentar o risco de parada nos sistemas influenciando negativamente toda a organização. Portanto, para o bem da organização, raciocine como gestor e não como médico se estiver em função estratégica.

CAPÍTULO 4

Regulamentação do setor Saúde

As estratégias de uma organização só poderão ser colocadas em prática levando-se em consideração os requisitos impostos pela legislação ou solicitados pela sociedade. Cada sociedade possui seus próprios requisitos de acordo com o amadurecimento da população, ou seja, as leis e valores que devem ser bem conhecidos, pois não atender a esses requisitos pode significar o total fracasso na implantação de estratégias.

Como profissional da Saúde, você deve ter focado a sua formação em questões relacionadas à Anatomia, Fisiologia ou até a Fisiopatologia das Doenças, assuntos tão valorizados na nossa formação acadêmica. Já na gestão de um serviço de saúde, irá se deparar com outras necessidades que provavelmente não fizeram parte da sua formação, como Contabilidade, Administração de Serviços de Apoio, Planejamento Estratégico, Gestão de Pessoas, etc., que são considerados fatores críticos de sucesso e devem ser profundamente estudadas para que o seu cumprimento não seja negligenciado. Caso não aprecie, não disponha de tempo ou paciência para se aprofundar no assunto, assuma essa condição e contrate um consultor ou profissional da área para lhe apoiar nas decisões. Só não vale negligenciar, afinal, estamos falando sobre o desafio de fazer uma boa gestão hospitalar ou de um sistema de saúde preparando-o para o adequado atendimento à população.

As exigências para o funcionamento de um hospital são várias, envolvendo desde questões relacionadas às modificações estruturais ou reformas que devem seguir a atual legislação da RDC-50 (leia sobre o assunto no site da Anvisa:< www.anvisa. gov.br>) até as questões relacionadas ao lixo hospitalar (cada município possui uma realidade e exigências específicas).

A grande tendência atual é a preocupação com a sustentabilidade dos negócios, ou seja, a cadeia produtiva não pode agredir o meio ambiente ou qualquer outra parte da sociedade, mais ainda, deve buscar formas de compensar essa agressão, de forma a viabilizar o negócio e todas outras situações do seu entorno.

Existe um programa de melhoria de gestão na Europa chamado EFQM (*European Foundation for Quality Management*), cujos requisitos relacionados à sustentabilidade do negócio das empresas é um dos mais valorizados, evidenciando a preocupação dos países europeus em não agredir o meio ambiente, respeitar as questões sócio-culturais e não provocar estragos. Percebe-se a mesma tendência nos diversos programas globais de melhoria da gestão, apontando para um futuro mais equilibrado entre o capitalismo e o social.

Muitas vezes surge a pergunta: *quanto custa para um hospital ser acreditado ou ganhar um selo de qualidade?* A resposta mais apropriada, independente da metodologia utilizada, seria um valor de acordo com o grau de afastamento da sua estrutura física e atividades assistenciais dos requisitos legais, ou seja, quanto custa para o hospital ter uma estrutura e suas atividades devidamente aprovadas pela vigilância sanitária. Para que a gestão inicie-se num programa de acreditação, os requisitos legais devem estar 100% atendidos, pois o conceito básico da qualidade é ir além das exigências legais.

Certa vez fui realizar uma visita técnica a um grande e importante hospital localizado no interior do estado de Minas Gerais, numa cidade histórica e de grande representatividade cultural e turística. O hospital estava instalado num prédio tombado pelo Patrimônio Histórico e Cultural do Estado e não poderia ter nenhuma modificação na estrutura física. Qual não foi a minha surpresa ao chegar na enfermaria masculina e observar que o piso era de madeira (aliás, muito bonito!), tendo aproximadamente um centímetro de distância entre as tábuas, permitindo-se a visão completa do andar de baixo onde estava a enfermaria feminina. Não tive dúvidas e solicitei para quem estava conduzindo a visita que fossemos até a enfermaria embaixo e, logo ao chegar, identifiquei que realmente o teto era aberto, sendo possível enxergar as pessoas no andar de cima, impedindo a limpeza adequada do piso e permitindo que líquidos das mais diversas naturezas pudessem cair nas pessoas embaixo, além de outras não conformidades bastante significativas. Nessa situação, não havia muito o que se fazer, além de mudar de prédio, e foi exatamente o que aconteceu, pois atualmente este hospital está localizado num prédio novo, fora do centro histórico da cidade e totalmente adequado à atual legislação sanitária, tendo a possibilidade dar o próximo passo e de partir para algum programa de qualidade.

Existem vários requisitos que a nossa sociedade exige que sejam mais bem cuidados, como o consumo de água, luz e emissão de gases poluentes. Ao que tudo indica, esse problema de fornecimento de água potável veio para ficar nas principais cidades brasileiras, tornando-se um bem escasso globalmente. Com isso, a atitude que se espera da gestão de uma organização hospitalar é o controle minucioso dos gastos com a água, promovendo campanhas de economia ou usando a criatividade para garantir o menor consumo possível desse bem. Existem algumas iniciativas isoladas bastante interessantes na cidade de São Paulo (SP), onde alguns hospitais que passaram a solicitar à Comissão Interna de Controle de Infecção Hospitalar/CCIH que busque alternativas adequadas para a limpeza hospitalar levando ao consumo cada vez menor de água, e algumas técnicas já foram desenvolvidas garantindo baixas taxas de infecção e com significativa redução no consumo de água, apenas com a substituição por produtos químicos biodegradáveis.

Outro item também importante é o gasto com energia elétrica, algo com o que toda gestão de organizações de saúde deveria se preocupar, buscando alternativas para reduzir o consumo e garantindo o fornecimento de energia alternativa com geradores próprios em caso de pane na rede pública (afinal, não se pode parar um procedimento cirúrgico pela metade). O gestor médico deve estar atento a esse tipo de problemas, pois trata-se da responsabilidade social do negócio e alguma solução deve ser viabilizada.

O profissional que assume a função de gestor deve buscar ter uma ampla visão do negócio, uma visão sistêmica e de interdependência entre as diversas áreas, gerando soluções das mais diversas naturezas. Um item importante a ser cuidado é o relacionamento com as empresas consideradas parceiras e os fornecedores, porque todos participam do sucesso da organização. Na área pública, essa relação é regida por leis específicas que dificultam qualquer tipo de criatividade nas negociações e monitoramento de fornecedores, dificultando a garantia da qualidade dos produtos ou dos serviços prestados. No setor privado, essa relação pode tomar outra dimensão, sendo possível desenvolver uma administração adequada, levando-se em consideração diversos aspectos:

1) A gestão dos parceiros e fornecedores deve ocorrer de forma alinhada com a estratégia da organização, com políticas e procedimentos que garantam a transparência, ética e legitimidade dos controles;

2) Construção de um relacionamento sustentável baseado em mútuo respeito, confiança e reciprocidade;

3) Garantir uma boa rede de relacionamentos que permita identificar potenciais oportunidades de futuras parcerias;

4) Trabalhar junto com os parceiros para o alcance de benefícios mútuos, apoiando um ao outro com trocas de experiências, recursos e conhecimento para alcançar metas compartilhadas.

A área financeira deve ser vista pelo gestor como aquela que irá garantir o sustento e viabilizar o sucesso futuro da organização, através do lucro e aplicação adequada de recursos nas melhorias internas, e para tanto, merece toda a atenção para o desenvolvimento de estratégias financeiras, com políticas e procedimentos transparentes e éticos com formas de controle, auditorias, relatórios e revisão constante para melhorias, garantindo a governança para otimizar a eficiência e eficácia na utilização dos recursos disponíveis. Obviamente o equilíbrio entre a área financeira e a assistencial deve ser foco constante de atenção por parte do gestor.

CAPÍTULO 5
Cliente X paciente

O maior desafio da Gestão em Saúde está nos detalhes. Muitas vezes, encontramos gestores que não tem claro quem ou quais são seus clientes, partindo para decisões que não vão de encontro ao foco de qualquer negócio ou prestação de serviço.

Tanto faz se estamos num serviço público ou privado, o gestor deve ser focado no seu cliente, conceito esse que merece discussão caso a caso. *O cliente é aquele que adquire ou utiliza nossos serviços ou produtos.* Essa simples definição traz embutida a complexidade da prática. É muito interessante o exemplo do profissional médico dentro de um hospital quando surge a pergunta se esse profissional é um cliente ou não do hospital? A resposta é um generoso "depende", pois caso seja um hospital privado de corpo clínico aberto onde os médicos indicam ou trazem seus pacientes de convênio ou particulares, a relação é de *cliente do hospital*, ou seja, a organização deverá fazer de tudo para agradar esse profissional de forma a evitar que ele indique ou passe a internar seus pacientes em outro hospital, devendo, para isso, estender um tapete vermelho. Isto não significa que vale tudo, na verdade os papéis se modificam a cada etapa do processo. Quando o hospital precisa atrair o profissional, deve-se deixar claro que as regras da Vigilância Sanitária, Conselho Federal de Medicina, Estatuto Interno do Hospital e etc., devem ser rigidamente obedecidas, de forma a garantir o exercício profissional no longo prazo, assumindo assim o papel de parceiros.

Por outro lado, se estamos falando de um hospital público, onde o profissional médico é concursado, a relação não é de cliente, mas de força de trabalho ou mão de obra local. Isso significa que o gestor deve conduzir uma discussão a fim de refletir, definir e anunciar a todos quem são os clientes da organização facilitando o raciocínio em outras definições.

Uma briga que se observa constantemente dentro dos hospitais é o profissional do escritório da qualidade chamando o paciente de cliente, gerando vários conflitos com a equipe médica. É verdade que o paciente é um cliente, mas o familiar também pode ser, bem como o convênio de saúde e outros, portanto, seria um termo indevido nessa situação, pois não define claramente a qual cliente está se referindo. Também já ouvi a sugestão de chamar de cliente paciente e cliente familiar, mas isso seria extrapolar em muito o bom senso.

No início dos programas de qualidade, principalmente nos anos 80, chamava-se o cliente de rei, ou seja, deveríamos tratá-lo como um rei, pois a nossa existência dependia dele. Vários consultores pregavam que deveríamos estender um tapete vermelho para esse cliente, sendo que algumas empresas chegaram a, literalmente, implementar essa sugestão. Com o passar dos anos, observou-se que o cliente não merecia a posição de rei, afinal, o seu desejo era sempre o mesmo: o máximo de serviço ou produto e o mínimo preço, sem interessar se isso inviabilizaria financeiramente o prestador de serviço ou produto. O conceito de rei foi superado e a busca atual é por um relacionamento equilibrado, garantindo o melhor serviço prestado dentro de custos adequados.

O momento de ouro com o cliente é quando ele toma a iniciativa de realizar uma reclamação. Nesse caso, em nenhuma hipótese o gestor pode se colocar em uma posição defensiva e afirmar que o cliente está errado ou até exagerando, mas deve enxergar como uma real oportunidade de melhoria nos processos internos. Facilitar para que o usuário externalize suas angústias ou sugestões deve ser valorizado intensamente, utilizando-se de questionários em papel, e-mail, caixa de sugestões, telefone de contato ou qualquer outra forma que viabilize a comunicação do cliente com a organização, pois só assim é possível girar o ciclo de melhoria. O interessante é que as empresas que trabalham com inovação não enxergam no cliente uma fonte de melhoria, pois ele só poderá sugerir em produtos ou serviços que já existem e dificilmente contribuirão para situações inovadoras que poderão modificar o futuro.

Atualmente a relação com as fontes pagadoras vem se deteriorando progressivamente. Cada lado possui as suas justificativas para reclamar, adota posturas intransigentes, as equipes que promovem as glosas em faturas se aprimoram a cada dia, a falta de bom senso impera e quem acaba perdendo nesse cenário é o paciente. Seria um passo bastante interessante para o gestor tomar decisões levando-se em consideração o cliente da organização, podendo, dessa forma, fidelizá-lo e garantir a essência do serviço de saúde. Para isso, vale a pena uma reflexão do grupo interno na busca de uma clara definição de quem são os clientes nas diversas situações, ajudando assim a melhorar os serviços de acordo com as necessidades deste.

CAPÍTULO 6

Paixão pela Saúde

U m desafio interessante para o gestor médico é lidar com pessoas. Por vezes, acreditamos que como profissionais da Saúde sabemos fazer a gestão de pessoas, pois somos treinados a lidar com pacientes e, portanto, isso poderia nos habilitar a gerir pessoas. Trata-se de uma falsa impressão e situação comum onde os erros acontecem com frequência.

O primeiro passo para quem assume a gestão de um serviço de saúde é saber lidar com os amigos e colegas que antes eram seus confidentes e apoio para novas ideias, sendo que repentinamente a relação muda, afinal, passam a existir interesses diferentes e muitas vezes antagônicos. Provavelmente é nesse momento que atingimos nosso maior grau de incompetência quando deixamos de ser bons técnicos e passamos a exercer uma função gerencial, normalmente sem o preparo adequado, sem modificar a estrutura de pensamento, e se não houver alguém para realizar uma correta orientação, os enganos e erros aparecem com rapidez extrema.

Deve-se buscar entender o que são as leis trabalhistas, as formas de contratação que a sua organização pratica, além dos direitos e deveres de cada trabalhador da sua equipe, para que não ocorram mal-entendidos e condutas que poderão levar a processos judiciais, ou eventual acusação de assédio moral no futuro.

A gestão de pessoas ultrapassa o limite da legislação e caso alguém discorde dela, existem fóruns adequados para tal, porém ela deve ser cumprida integralmente. Uma vez garantido o atendimento às exigências legais, deve-se buscar maneiras inovadoras de estimular as pessoas a realizarem o seu trabalho com prazer e dignidade. A característica fundamental da área de saúde é de um segmento onde existem pessoas tratando de pessoas, ou seja, à medida que os funcionários são tratados adequadamente, irão repassar este sentimento aos pacientes. Pode-se agregar tecnologias a essa relação, embora nada supere um sorriso ou um simples cumprimento de "Bom dia". Esse é um dos pontos-chave no sucesso da administração de um hospital.

Quando a gestão de pessoas não é feita de forma adequada, existem inúmeras consequências, inclusive uma grande perda de recursos financeiros. Um item preocupante e bastante frequente encontrado na análise de organizações de saúde é a alta rotatividade de funcionários. Isso não ocorre, necessariamente, por uma baixa remuneração, pois estudos mostram que o principal fator de retenção de pessoas é o reconhecimento profissional, sendo o salário um dos itens que ocupa o quarto ou quinto lugar. Portanto, se existir uma política salarial interna de pagamento pela média de mercado, mas com condições adequadas de trabalho e uma política de reconhecimento e inovação, as taxas de absenteísmo e rotatividade deverão cair a níveis aceitáveis e para isso, basta querer e ter criatividade.

As políticas organizacionais voltadas às pessoas devem, obrigatoriamente, estar alinhadas à missão, visão e valores da organização. Não é possível a busca pelo reconhecimento de uma boa gestão e não investir adequadamente em capacitação e aperfeiçoamento do seu quadro de pessoal. A visão sistêmica da organização permite essa ponte, ou seja, tudo emana da missão e visão da organização. Muitos gestores estabelecem ou escrevem os valores da organização apenas para que as metodologias de acreditação possam considerar como itens em conformidade, mas para uma gestão de excelência estes valores devem ser sérios, vivos e fazer parte de cada simples decisão tomada internamente.

Uma prática bastante complicada é a terceirização de serviços internos, que geralmente ocorre da pior maneira possível. Com a inserção do Brasil no mercado globalizado nos anos 90, várias práticas internacionais de administração acabaram chegando de forma avassaladora. Uma delas é a terceirização dos serviços a partir do conceito que seria melhor contratar uma empresa especializada para conduzir um setor ou serviço, gerando ganhos de produtividade e resolução.

Um exemplo típico seria o serviço de segurança patrimonial dentro da organização onde a finalidade do hospital é prestar serviços de saúde e não de segurança, portanto, contratar esse serviço no mercado deveria representar uma situação ideal, desde que o contrato entre as empresas (hospital como contratante e a empresa contratada) preveja a fiscalização quanto aos pagamentos de tributos em todas as esferas governamentais e o pagamento integral dos direitos trabalhistas, pois sem o mínimo de garantia, a chance de problemas futuros aumenta exponencialmente.

Num ambiente competitivo como o mercado da Saúde, alcançar o comprometimento dos empregados é uma peça fundamental para se diferenciar, e numa estrutura terceirizada dificilmente haverá adesão dessa mão de obra compatível com a visão da empresa contratante. Portanto, conseguir o engajamento de todos é fundamental para se diferenciar no mercado. Isso só acontece com uma gestão adequada, coerente e voltada aos projetos de médio e longo prazo. Infelizmente não é comum identificar hospitais com visão e estratégia adequadas para esse objetivo.

Nunca é demais lembrar que só podemos trabalhar situações de melhoria da satisfação dos funcionários a partir da pirâmide de Maslow, cuja base é o atendimento das necessidades fisiológicas, como alimentar-se, ter condições adequadas de higiene, segurança, estabilidade emocional e sexual. Veja que para isso acontecer, a empresa empregadora deve atender a alguns requisitos mínimos como o pagamento do salário em dia, garantia do vale-transporte e refeição, além de outros requisitos inclusos no acordo coletivo específico de cada empresa. Num ambiente estressante de trabalho, as consequências para a vida pessoal também podem ser inúmeras e a mais conhecida e estudada é a incidência de depressão, muitas vezes levando ao afastamento prolongado e às altas taxas de absenteísmo. Para subir na pirâmide é necessário que os requisitos básicos sejam devidamente atendidos, ou seja, não é possível elaborar programas internos de promoção da Saúde na busca da autorrealização de cada funcionário se os salários não são pagos em dia. É necessária uma coerência de ações inserida numa visão sistêmica.

Figura 5: pirâmide de Maslow

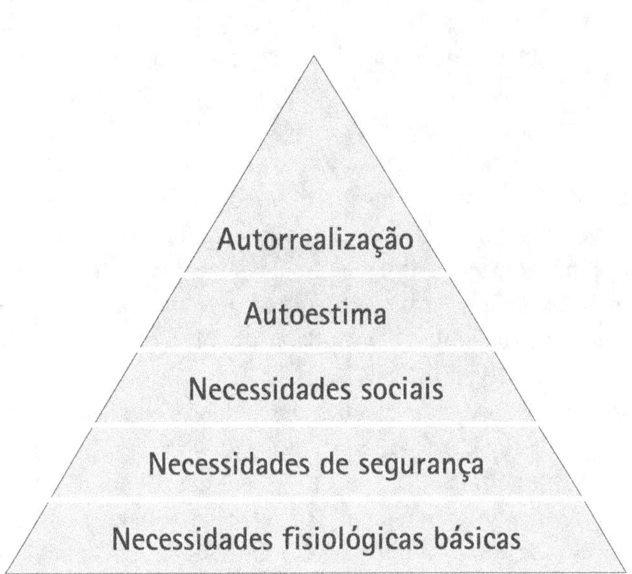

Pirâmide de Maslow

Dentro dos desafios do gestor na área de gestão de pessoas, está o estabelecimento de formas claras de medição do desempenho individual das pessoas que trabalham no hospital, obviamente ligado às metas estratégicas da organização, ou seja, as metas estratégicas definidas no planejamento estratégico da organização devem se desdobrar até as individuais com objetividade de informações a todos.

Obviamente os colaboradores têm a ambição de melhorar e, se possível, crescer dentro da organização, portanto um plano de cargos e salários é fundamental para que todos tenham as mesmas oportunidades profissionais permitindo o desenvolvimento de carreira, mobilidade e plano de sucessão, apoiados por claras políticas corporativas.

Da mesma forma como existe a pesquisa com o usuário da Organização de Saúde, seria uma ótima prática realizar avaliações de satisfação dos empregados, permitindo a livre expressão de todos, de modo que a análise permita melhorias contínuas.

Não se penalize com os resultados da pesquisa interna; não aparecerão somente questões salariais, na verdade o mais frequente são as questões relacionadas à possibilidade de estudo, crescimento profissional e capacitação.

Outro ponto extremamente importante é a comunicação interna. À medida que não cheguem informações oficiais aos empregados, informações não oficiais são disseminadas. Obter informação é uma questão básica incluída na necessidade social da pirâmide de Maslow, pois a partir dela identificamos como a organização está sendo conduzida e se os valores organizacionais estão de acordo com os valores individuais. A partir dessa análise, cada um se identifica ou não com o do ambiente de trabalho.

Muitas vezes identificamos locais de trabalho muito ruins com profissionais igualmente ruins, pois devem se identificar com aquela situação, sentem-se confortáveis e seguem a vida como se tudo estivesse certo. Obviamente, aqueles que não se identificam com determinadas práticas de gestão de pessoas preferem buscar outras alternativas no mercado de trabalho.

A forma de se comunicar é outro grande desafio, ainda mais nos hospitais que possuem turno de 24 horas. *Como fazer para que a informação correta chegue a todos, mesmo àqueles que só trabalham no período noturno?* Algumas organizações optam pela elaboração de jornais de distribuição interna, outros por comunicados via internet, reuniões regulares, enfim, exemplos é que não faltam, mas cada organização deve buscar o seu caminho, dentro da sua realidade, de modo que a informação chegue a todos uniformemente.

É interessante observar que quando os colaboradores estão bem informados e se identificam com a organização, a autoestima e o desempenho melhoram, e todos passam a ter um comportamento como se fossem embaixadores da sua organização, defendendo e informando corretamente nas diversas situações do cotidiano.

Lembro-me do exemplo de um porteiro da NASA (EUA) que ao ser perguntado sobre a sua função, prontamente respondeu que estava "Ajudando o homem a explorar o espaço". Ele não se enxergava como um simples porteiro, mas como uma engrenagem de uma enorme máquina com objetivos claros e nobres e, principalmente, compreendia que, sem ele, a máquina não funcionaria. Muito provavelmente a informação adequada chegou a esse cidadão e isso o mantinha orgulhoso do seu trabalho.

Já tive oportunidade de visitar hospitais que se utilizam da estratégia do cafezinho para divulgar suas informações, ou seja, mantêm um local descontraído e agradável para os colaboradores, com café e chá, a fim de estimular a convivência e a troca de experiências, mantendo murais ou outras formas de divulgação aproveitando o momento de descontração das pessoas, sendo considerado uma prática muito interessante.

Em outra visita de *benchmarking*, observei uma empresa que mantinha, dentro dos banheiros, pequenos murais com informações importantes sobre saúde e outros assuntos pertinentes. A Instituição partia da lógica que aqueles minutos de espera poderiam ser utilizados de forma útil, ou seja, lendo e recebendo informação. Segundo os seus idealizadores, a experiência tinha sido muito interessante, pois as pessoas chegavam a levar o informativo para os familiares e amigos. Pode-se identificar, nesses exemplos, que a chave do negócio é a criatividade, e o que importa é que o resultado final seja a informação chegando a todos de forma adequada.

Outro ponto importante a ser observado pelo gestor é o equilíbrio entre a vida pessoal e a vida profissional da sua força de trabalho. Existe uma máxima que nós, profissionais da Saúde, acreditamos: "Doente e doença não tem dia e nem hora". Por isso, somos formados e treinados para ter um raciocínio de dedicação total ao serviço, ultrapassando em muito o limite do bom senso. O acolhimento ao paciente nas 24 horas do dia é uma grande necessidade, mas quem deve estar disponível é a organização hospitalar e não o profissional. Um hospital que aceita naturalmente um médico anestesiologista realizando um plantão de 48 horas demonstra uma grande falta de responsabilidade de ambos, pois caso a demanda de doentes seja elevada, o profissional não poderá dormir adequadamente e a chance de simplesmente errar em um procedimento ao final do plantão é extremamente elevada. Numa situação como esta, a responsabilidade é compartilhada entre o profissional e o hospital, que aceitou uma escala de plantão com essa configuração.

Não existe a possibilidade de impedir que o profissional realize plantões em várias organizações hospitalares de maneira sequencial, sem respeitar horas de sono e alimentação adequada, mas o que o gestor não pode permitir é a realização de jornadas extensivas dentro da sua própria organização, garantindo assim o melhor atendimento ao paciente.

Muitas vezes falta orientação aos profissionais sobre a organização financeira pessoal. Eu me lembro de uma colega de profissão que logo no início da carreira passou a dar plantões de forma sequencial, sem dias de folga. Mais tarde, me revelou que trabalhava daquela maneira para pagar as mensalidades de um automóvel Mercedes Benz que havia adquirido, demonstrando a total falta de discernimento com relação às prioridades da vida.

Estou convencido de que a faculdade de Medicina não nos prepara para a vida, ao contrário, nos protege dentro de uma redoma onde nos alienamos estudando e nos dedicando à profissão ao ponto de muitos perderem o contato com a realidade. Se de um lado isso é um problema em potencial, de outro é uma ótima oportunidade para o hospital atrair e fidelizar seu corpo clínico promovendo encontros, palestras e discussões sobre assuntos não relacionados à Medicina e que busque a realização profissional e equilibrio na vida familiar.

Se numa organização hospitalar somos pessoas cuidando de pessoas, é fundamental garantir a maior diversidade possível dentro do quadro de pessoal, facilitando o entendimento sobre os valores de cada grupo social e ajudando na abordagem terapêutica.

Trata-se de uma mensagem sutil: um homem branco de meia idade provavelmente se sentirá melhor assistido por um médico branco de mais idade, pois a sua estrutura mental se identificará com esse profissional sem nenhum esforço. Provavelmente o mesmo não aconteceria se fosse uma profissional de origem asiática e mais jovem, ou seja, o gestor deve estimular a diversidade do seu quadro de pessoal de forma a entender a prestar o melhor serviço possível.

As questões relacionadas à segurança do trabalho são fundamentais para manter a alta moral e a estima da equipe de trabalho. Uma organização que se preocupa com a segurança do trabalho consegue reter os melhores profissionais. Para você gestor, que ainda não se sensibilizou com o assunto de segurança e saúde ocupacional, vale a pena se aprofundar no assunto e ter um claro entendimento sobre a norma regulamentadora nº 32/NR-32, que reza sobre as questões da Biossegurança do Profissional da Saúde. Mas, não se trata de cumprir a legislação, já identificamos que isso é apenas uma obrigação, o detalhe é como ir além. Cumprir com a NR-32 é obrigação, mas realizar programas de promoção de saúde é uma pratica de excelência. Um bom exemplo é o programa de tabagismo. Estimule os colaboradores a cessar o vício de fumar e a vivenciar melhores condições de saúde. Como consequência, terão uma diminuição no risco de adoecer, além de menores gastos com planos de assistência suplementar de saúde.

Outra forma muito interessante é estimular os colaboradores a se envolverem com os trabalhos comunitários de responsabilidade social. O fato de trabalharmos com a doença não significa que já praticamos a responsabilidade social, afinal estamos inseridos em localidades que possuem outros tipos de necessidades além das questões relacionadas à Saúde. Para tanto, seria necessária uma política de responsabilidade social formalizada e compatível com os valores da organização, abordando algum ponto dentro das inúmeras necessidades da sociedade. À medida que alguns funcionários passem a participar de forma voluntária desses programas, estimulados pela organização, a sensação de pertencimento a uma empresa responsável é enorme e a dedicação ao trabalho aumenta.

É possível observar que o assunto gestão de pessoas é apaixonante e desafiador, mas necessita ser conduzido por um profissional da área e com experiência de vida, permitindo decisões sensatas e coerentes.

CAPÍTULO 7

Lição de casa

Os dois pilares para a implantação de um plano de ação resultante de um planejamento estratégico é a gestão de pessoas e a gestão de processos, sendo sempre a abordagem transdisciplinar e transprofissional a mais importante e desafiadora. Levar em consideração a maior gama de opiniões e garantir a diversidade é fundamental para a diminuir a chance de erro, pois atualmente a velocidade das informações cresce exponencialmente e todos os aspectos ganharam a mesma importância, podendo-se, assim, trilhar o caminho da sustentabilidade da organização (figura 06).

Primeiro pilar

Normalmente, o contato com a gestão de processos se dá por um lado mais trabalhoso que é a elaboração de protocolos, porém não faz o menor sentido escrever um protocolo apenas para apresentar para um auditor de qualquer metodologia de qualidade ou acreditação hospitalar. Ainda me lembro que um grande hospital privado da capital de São Paulo lançou um livro sobre os seus protocolos clínicos, sua descrição e desenhos de processos através de fluxogramas. Muitos se entusiasmaram e compraram esse livro e passaram a apresentar nas auditorias de acreditação como se fossem seus, ou seja, a sua organização possuiria os mesmos processos internos que do grande hospital privado, infringindo uma regra básica onde nenhuma organização de saúde é igual a outra, portanto, a lógica é que os processos podem até ser semelhantes, mas dificilmente serão iguais. Por isso, cada organização deve ter a descrição e desenho dos seus próprios processos internos, podendo-se utilizar como base outras organizações, mas o documento deverá representar necessariamente o seu próprio cotidiano, devendo ser um documento vivo e ativo.

O grande ganho no desenho dos processos internos da organização de saúde é a discussão entre as equipes e aprendizado de todos, gerando comprometimento dos envolvidos que passam a ser agentes de divulgação. É interessante observar verdadeiras mudanças de postura quando alguns profissionais são envolvidos nesta fase, permitindo uma visão multiprofissional para enxergar as limitações da organização e não necessariamente das pessoas.

A gestão de processos internos deve ter, obrigatoriamente, o envolvimento da alta liderança, num primeiro momento, para entender o seu desenvolvimento e as dificuldades de implantação, e posteriormente, para garantir a sua legitimidade. Sem dúvida a alta liderança deverá definir situações de impasse em determinadas situações e caso a liderança não se envolva, as chances de sucesso são mínimas, tendo normalmente o corpo clínico do hospital como a grande resistência à sua implantação.

Os documentos gerados por esse desenho dos processos devem ser documentos vivos, ou seja, devem representar a realidade do hospital servindo para o esclarecimento de dúvidas, base técnica para o processo de integração de novos funcionários e processos de reciclagem profissional. Cada vez que ocorrer alguma atualização tecnológica, de máquinas ou científica, o documento deve ser revisto e atualizado.

A metodologia da ISO 9.000 é a fonte mais apropriada para esse tipo de abordagem, pois consegue conceituar de forma imparcial, estabelece critérios técnicos internacionais para elaboração de protocolos e se disponibiliza a esclarecer dúvidas, atendendo os requisitos de diversos setores.

Uma definição que inclui uma reflexão sobre a estratégia na gestão de processos é que os processos devem ser desenhados, gerenciados e melhorados a fim de atender e gerar valor para os clientes e todos aqueles que tem interesse no negócio. Ou seja, o gestor deverá analisar, categorizar e priorizar os processos internos como parte do gerenciamento sistêmico da organização, além de adaptar a abordagem para, efetivamente, gerenciar e buscar itens de melhorias para os processos internos da organização e, sempre que possível, para aqueles processos que transcendem os limites físicos da organização.

O desenho e a análise dos processos podem permitir identificar situações onde duas pessoas ou departamentos distintos desenvolvam o mesmo tipo de trabalho, ou ainda executem o mesmo trabalho duas ou mais vezes, ou seja, a análise dos processos pode garantir economia de tempo, dinheiro e trabalho, permitindo mais tempo para as atividades que efetivamente farão a diferença e agreguem valor ao serviço prestado.

Na área de saúde utilizam-se diversos nomes como *protocolos clínicos, procedimentos operacionais padrão* etc., cujo objetivo é a existência de uma linha mestra de prestação do serviço de forma que todos conheçam e participem da sua realização, medindo-se os resultados e permitindo a sua melhoria. Certa vez, ao analisar o protocolo de preparo de colón para a realização de colonoscopia de um hospital, que deveria ser um texto de fácil entendimento e aprovação foi motivo de total frustração, pois identificou-se que não havia uma uniformização de procedimento dentro da equipe de Coloproctologia. Um médico utilizava uma conduta diferente, sem referência bibliográfica ou científica para tal e, portanto, optou-se por escrever um protocolo apenas para apresentar à auditoria, cujo conteúdo apenas descrevia o que cada médico fazia, sob o ponto de vista da enfermagem, ou seja, de difícil compreensão. É exatamente nesse momento que a alta direção deve se posicionar e fazer a diferença, pois o grande objetivo é garantir o melhor atendimento ao paciente, e não manter qualquer tipo de privilégio ou corporativismo profissional e desta forma buscar a integração entre as equipes médicas que realizam o procedimento de colonoscopia.

O desenho dos processos ainda permite criar situações de inovação a partir da análise por equipes multiprofissionais e, principalmente, pela realização de *benchmarking*, realizando visitas a outras organizações semelhantes e observando boas práticas, de modo a utilizá-las internamente. Deve-se permitir ainda um ambiente acolhedor a ideias de inovação, afinal, qualquer ideia que permita o melhor atendimento ao cliente sempre será bem-vinda, mas os colaboradores só irão participar se houver um clima organizacional favorável.

Figura 6: a empresa sustentável

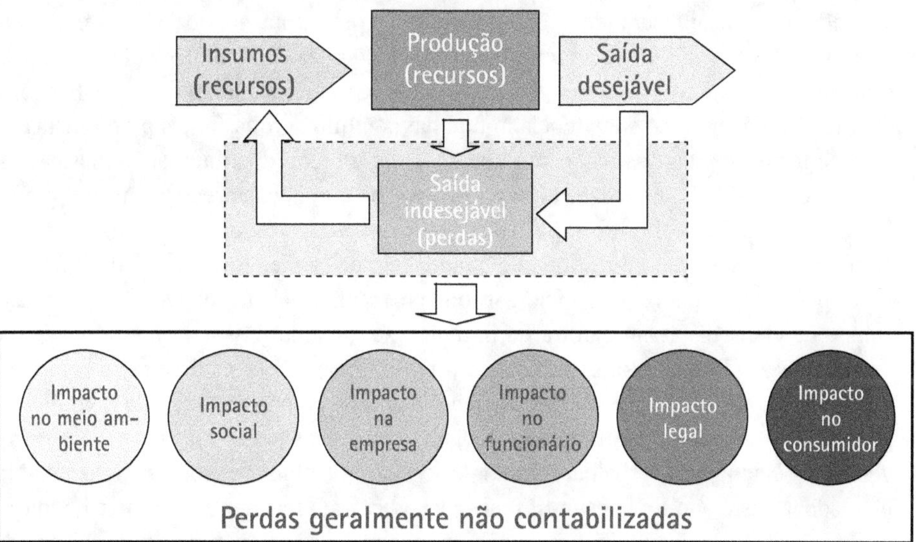

A clara definição do modelo de negócio com relação às capacidades que a organização deve ter, nível de resolutividade, definição de seus principais processos, parceiros e as proposições que poderão diferenciar a organização são itens de valor que devem ser definidos pela alta direção e acompanhados diariamente pelos principais executivos da área de saúde.

Um estudo de mercado pode ajudar a identificar como a comunidade enxerga a organização, quais os serviços que fazem a diferença para o cliente e, principalmente, quais os pontos a serem melhorados. Com base nesses dados, é possível organizar-se estrategicamente e seguir adiante de maneira mais estruturada.

Segundo pilar

A Gestão de Pessoas também conhecida como Área de Desenvolvimento Organizacional ou mais ainda Recursos Humanos trata-se de uma área que precisa de melhor atenção dentro das organizações de saúde, pois a figura do profissional médico geralmente é solta e sem controle adequado do ponto de vista hierárquico e de regulamentação.

Muitas vezes, encontra-se uma Associação Médica dentro da instituição, responsável pelo controle do trabalho médico, porém dificilmente encontra-se uma coordenação preocupada em garantir a regularidade no exercício da profissão, controlando a atualização de informações junto aos órgãos de classe e até mesmo o registro de diploma, principalmente no grupo de plantonista de pronto-socorro, muitas vezes terceirizado. A organização hospitalar deve garantir que o profissional que presta o atendimento médico cumpra com os requisitos básicos da profissão, evitando problemas graves como o exercício ilegal da Medicina. Para isso o controle sobre todos os profissionais médicos que atuam na organização se faz necessário e a forma como implementar este controle vai depender da cultura, estrutura e liderança individuais.

Certa vez foi apresentada num congresso médico uma melhoria no atendimento do pronto-socorro de um grande hospital na cidade de São Paulo/SP, onde o pior desempenho, segundo os usuários, era o pronto-socorro. Inicialmente, foi realizado um diagnóstico da situação e evidenciado que havia muitos profissionais plantonistas sem vínculo formal com o hospital e nenhum controle sobre as documentações básicas para o exercício da Medicina. Além disso, havia vários que apenas realizavam um plantão noturno semanal e portanto tinham pouco vínculo com a cultura da organização, não eram influenciados pelo programa de qualidade e pelas melhorias implantadas.

A partir deste panorama iniciou-se um programa com o objetivo de aproximar a equipe de plantonistas na cultura da organização, quando passaram a exigir que todo profissional médico plantonista tivesse o título de especialista na área de atuação, promoveram treinamentos específicos de atendimento emergencial para toda a equipe e os profissionais poderiam continuar como plantonistas, mas deveriam vir pelo menos três vezes por semana para trabalhar e com isso se adaptar melhor ao modelo operacional implantado. O resultado foi que em três meses conseguiram reverter a situação e o índice de satisfação dos usuários mudou para melhor, igualando-se ao de outros setores internos.

A área da Saúde caracteriza-se por ser uma prestação de serviço e efetivamente o que existe é gente cuidando de gente, portanto quem presta o serviço deve estar bem física e emocionalmente para poder enfrentar as diversas situações cotidianas. Quando um hospital permite que um profissional de saúde assuma um plantão de 24 horas seguidas, está ciente que problemas de atendimento poderão ocorrer, pois dificilmente alguém ficará todo este período sem dormir, e mesmo que durma, a exaustão poderá comprometer o atendimento, portanto trata-se de um assunto complicado que precisa ser debatido em cada caso e buscar uma jornada de trabalho condizente com o ritmo do serviço e as condições fisiológicas humanas.

A gestão da equipe de profissionais médicos dentro de uma organização de saúde continua sendo um grande desafio na realidade brasileira. Existe muito a desenvolver e aprimorar, não havendo uma receita única, porém se levar em consideração as necessidades do paciente e não o corporativismo, muitas melhorias poderão ser implementadas, viabilizando as ações previstas no planejamento estratégico.

CAPÍTULO 8

Bússola

Os resultados alcançados pelos processos da organização de saúde vão direcionar a empresa para o futuro. A área da Saúde é reconhecida como conservadora, já que não gosta de compartilhar indicadores e cria naturalmente enormes dificuldades na melhoria coletiva da gestão. O fato é que só é possível saber se houve melhorias através da *medição de resultados* por meio dos indicadores.

Toda organização tem uma estratégia, independentemente desta ser fruto de processo estruturado ou de estar formalizada. O desdobramento da estratégia em objetivos é necessário para comunicá-la e para gerar ação. Quando bem delineado, todo processo traz consigo o indicador pelo qual será medido, aferindo-se possibilidades de melhorias nos principais setores do hospital. Um ciclo de melhoria só se fecha após a medição, ou seja, quando se evidencia a necessidade de ajustes a fim de partir para as ações que farão a diferença futuramente, dependendo do desempenho sistêmico da organização.

Desempenho sistêmico significa o bom desempenho de todos os indicadores ou dos indicadores importantes consolidados, gerando valor agregado a todas as partes interessadas pela organização e a efetiva realização da sua estratégia. O desempenho sistêmico não é a soma do desempenho dos setores e das unidades de uma organização, ou seja, o sistema de medição deve mostrar se os efeitos procurados na formulação das estratégias foram alcançados de forma equilibrada.

As metas devem ser estabelecidas de acordo com cada setor e realidade local de forma a garantir que todo o planejamento estratégico realizado se transforme em planos de ação e sejam devidamente monitorados pelos indicadores, que é simplesmente um dado numérico a que se atribui uma meta e que é trazido, periodicamente, à atenção do gestor. Qualquer alteração não prevista deve ser revista e sua meta analisada. Um parâmetro para identificar se a organização está se desempenhando bem é quando os indicadores atingem as metas pelos últimos três anos.

Existem três níveis básicos de hierarquia para os indicadores de uma organização:

1 – Estratégico – usado para avaliar os principais efeitos da estratégia nas partes interessadas e nas causas desses efeitos, refletindo os objetivos e as ações que pertencem à organização como um todo e não a um setor específico.

2 – Gerencial – verifica a contribuição dos setores (departamentos ou unidades) e dos processos organizacionais à estratégia, avaliando se esses setores buscam melhoria contínua de forma equilibrada.

3 - Operacional – avalia se os processos ou rotinas individuais estão sujeitos à melhoria e à busca da excelência.

Não há uma característica específica que permita dizer que um indicador pertença a um determinado nível, simplesmente olhando-se isoladamente para o indicador. A primeira pergunta a ser respondida é se o dado em questão é de fato um indicador de desempenho? Reflete a dedicação de uma equipe, setor, processo ou da organização? Os indicadores estratégicos e gerenciais tendem a ser dados mais elaborados, ou seja, na maioria dos casos são resultantes da consolidação de dados brutos, gerando informações efetivas para a tomada de decisões.

Um exemplo: um dado "bruto" seria o resultado de um indicador biológico, às 13h40 do dia 22 de outubro de 2014, utilizado no processo de esterilização de materiais na central de material de esterilização do hospital. Uma consolidação seria a variabilidade desses resultados ao longo do mês de outubro do mesmo ano. Uma segunda consolidação seria a porcentagem de parâmetros alterados. Essas consolidações representam os indicadores de desempenho.

Cada gestor deve se preocupar com os indicadores da sua área e o impacto sistêmico dos resultados alcançados. Muitas vezes, a alta direção estabelece um Painel de Bordo, semelhante a um avião, que é o elemento conectante à estratégia, onde os indicadores relacionados à estratégia podem ser monitorados e as ações podem ser desencadeadas de forma mais rápida e eficaz.

Veja a seguir o painel de controle de um hospital público, onde a alta direção optou pela divisão nas quatro perspectivas recomendadas pelo livro *The Balanced Scorecard* (financeira, clientes, processos internos e aprendizado e crescimento) ou seja, um painel de indicadores que só leva em consideração quatro dimensões do negócio e que estão alinhadas diretamente com as questões estratégicas da organização. No caso apresentado a seguir, levou-se em consideração os indicadores relacionados à missão do hospital, a comunidade local, processos de aprendizado e o crescimento.

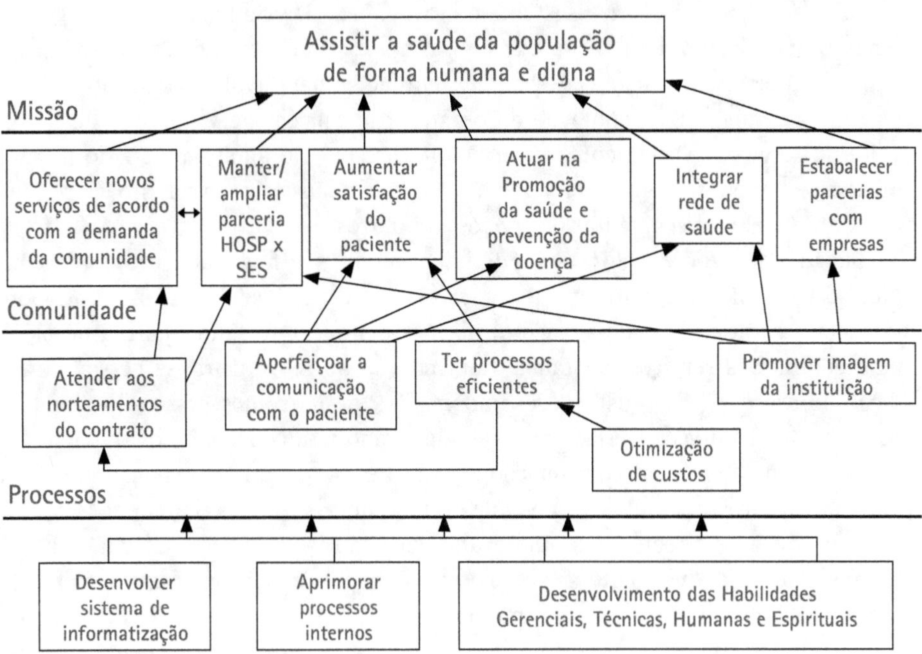

É muito interessante observar como um item influencia diretamente em outro e o mesmo ocorre com os indicadores. Um exemplo bem conhecido nos hospitais universitários é o aumento da taxa de infecção hospitalar coincidindo com a entrada dos novos médicos residentes. Até que eles sejam treinados e mudem o comportamento com relação à prevenção de infecção, transcorre um período facilmente identificado pelos gráficos.

Outra classificação considerada necessária é a relativa à utilização do indicador no processo de tomada de decisão, existindo dois tipos: aqueles que permitem saber se o efeito desejado foi obtido (*outcomes*) e aqueles que permitem analisar as causas presumidas do efeito, de forma proativa (*drivers*). Um exemplo clássico de *outcomes* e *drivers* no cotidiano é bem conhecido por quem quer emagrecer. Os *outcomes* óbvios são a medida do peso ou porcentagem de gordura do corpo, mostrando o objetivo a ser alcançado; só que o resultado demora a aparecer. Por isso que os *personal trainers* (ou gestores do processo) criam planilhas de controle com *drivers*: quilômetros caminhados, calorias consumidas etc., mostrando que as ações estão sendo tomadas conforme planejado.

Um ciclo de melhoria só se fecha após a medição, podendo evidenciar a necessidade de ajustes e partir para as ações que farão a diferença no futuro. Um resultado importante para ser monitorado constantemente é a percepção do seu usuário, ou seja, criar formas para que o usuário (paciente, familiar, parentes) possa se expressar e realizar críticas, sugestões e até elogios.

As formas para se obter essas opiniões dependem da criatividade e abrangem diferentes tipos de abordagens como pesquisas por escrito, grupos de apoio, *call center*, entrevistas pessoais e queixas verbais. A abordagem para avaliação da satisfação do usuário pode abordar a reputação da organização, sua imagem frente ao usuário, o valor do serviço, a forma como o serviço foi prestado, o apoio ao usuário nas suas dúvidas, e um ponto muito relevante: a fidelidade do usuário e o quanto ele se sentiria confortável em recomentar o serviço para outros.

Imagine que você, gestor, tenha definido que no seu hospital o profissional médico seja seu cliente e, portanto, a pesquisa deve ser realizada com esse profissional também. Isso deverá resultar em informações muito interessantes para a promoção da melhoria dos serviços prestados. Com relação ao seu quadro de pessoal, a medição do seu nível de satisfação é fundamental, afinal somos pessoas cuidando de pessoas. Alguns itens deveriam ser avaliados como a satisfação, o envolvimento e o engajamento das pessoas com relação à missão e à visão da organização hospitalar. Seria importante saber qual é o nível de orgulho que as pessoas sentem por trabalhar na organização. Concordo que não é uma medição fácil de ser realizada, mas não é impossível. Provavelmente as entrevistas de demissão podem trazer informações importantíssimas para a melhoria interna.

É essencial enfatizar que o indicador é uma ferramenta cara, devendo ser utilizado com ponderação. Acreditar que poderá fazer todas as medições dentro de uma organização de saúde é de uma ingenuidade reprovável, por isso os indicadores a serem utilizados devem estar relacionados com a missão e a visão da organização, desdobrando-se em planos de ação a partir de indicadores factíveis. A maioria das organizações tem excesso de indicadores no nível estratégico, levando as reuniões de análise de resultados pela alta direção a serem longas e exaustivas devido à enxurrada de indicadores, pois existe uma tendência natural de se considerar todos os objetivos, planos etc., como sendo críticos à estratégia e à análise da alta direção. Na verdade, todos são importantes, mas o grau de relevância certamente é variável.

Normalmente, as organizações não dispõem de tempo suficiente separando o que é crítico do estratégico com melhoria contínua ou manutenção dos mesmos níveis operacionais. Eventualmente, para os principais processos definidos pelo planejamento estratégico, poderia se estabelecer indicadores pontuais, ou seja, indicadores de processos. Cada organização deve estabelecer seus próprios indicadores, monitorá-los e, se possível, comparar com outras organizações, seja da mesma área de negócio ou não, mas deve-se ter sempre um referencial comparativo e uma meta, caso contrário, a medição não terá fundamento para a promoção da melhoria.

CAPÍTULO 9
Ser ou não ser

As informações geradas pelos indicadores e outras fontes de dados da organização não possuem nenhuma finalidade se não forem analisadas, gerando conhecimento para toda a organização através dos processos de comunicação interna, treinamento e capacitação. Para que isso ocorra se faz necessário elaborar uma estratégia de escolha de dados significativos que possam promover melhorias, entender a forma como os mesmos serão coletados, calculados e divulgados, a respectiva forma de agrupar e armazenar esses dados, sua análise histórica e comparação com entidades externas e formas de utilização organizada como fator de sucesso na gestão do sistema, atendendo aos requisitos de financiadores, gestores, profissionais da força de trabalho, elementos da sociedade e principalmente do usuário. Não é um trabalho fácil e a sua condução deve ter uma especial atenção por parte da liderança.

O melhoramento contínuo da qualidade e, como consequência, o melhoramento na qualidade da assistência, depende de decisões tomadas em função dos dados obtidos com instrumentos estatísticos e a informática se converteu na atualidade num meio acessível e viável de administrar um programa de melhoramento da qualidade baseado em dados. Uma organização de saúde deve ter fácil acesso às fontes de dados para tomar decisões com relação às metas internas, mas também para satisfazer as exigências de instituições externas como as de acreditação, de regulamentação e dos financiadores do sistema de saúde. Um sistema de informática pode permitir rastrear um paciente dentro da organização, ajudando na tomada de decisões clínicas, podendo fornecer dados sobre:

- Internação;

- Leitos desocupados;

- Disponibilidade de leitos na UTI;

- Serviços a pacientes no ambulatório;

- Disponibilidade de especialidades médicas;

- Localização de prontuários de pacientes;

- Alerta sobre quadros clínicos;

- Acompanhamento de infecção hospitalar;

- Autorização de procedimentos médicos;

- Glosas;

- Faturamento.

Um sistema de informática terá grande influência na qualidade da atenção médica, pois pode reduzir o número de pedidos não atendidos, eliminar a duplicação de pedidos, melhorar a disponibilidade dos resultados de exames clínicos, tanto em redução de tempo como facilidade de acesso, disponibilizar a informação sobre diferentes medicamentos com relação à interação medicamentosa e efeitos colaterais e, principalmente, reduzir os erros decorrentes da transcrição equivocada ou mal interpretada, comunicação inadequada e má execução de pedidos que podem resultar em administração de dosagens equivocadas no paciente etc.

Nos dias atuais é difícil imaginar uma organização hospitalar, com o nível de complexidade que é próprio da sua natureza, não possuir um sistema de informática compatível com o seu nível de complexidade. É importante ressaltar que um sistema de informática é um complemento para a tomada de decisões e efetivamente consegue ajudar a resolver problemas, porém, não tem a capacidade de corrigir um processo defeituoso, ou seja, deve-se realizar uma revisão dos processos internos antes da implantação de sistemas de informática. As organizações de saúde de menor porte que compilam e analisam os dados manualmente não devem se sentir pressionadas para investir recursos em um sistema caro de informática, pois o mais importante é ter os processos internos bem realizados e a demanda de informações irá definir a necessidade desse tipo de investimento.

Um passo pequeno, mas muito importante para qualquer gestor é identificar se os indicadores são coletados utilizando-se critérios adequados e se o cálculo é feito também de forma adequada, ou seja, conhecer como os dados são transformados em informação. Pode parecer uma coisa banal e sem sentido, mas veja a própria definição de leito-dia que pode gerar inúmeras distorções; a mesma deve acompanhar a definição que o Ministério da Saúde estabelece (unidade representada pela cama, os recursos humanos e materiais à disposição de um paciente no hospital num dia hospitalar). Entender a definição é até simples, mas como calcular quando o paciente fica dias recebendo tratamento dentro do hospital deitado numa maca, imagem tão comum nos hospitais públicos brasileiros? E em situações piores, onde o paciente fica deitado num colchonete no chão recebendo tratamento dentro do hospital? Deve-se levar isso em consideração no cálculo?

É obvio que se trata de condições extremas, mas existem diversas situações que merecem uma análise apurada do critério e forma de cálculo para permitir uma análise adequada posteriormente, inclusive de modo a permitir a comparação com dados de outras organizações de saúde.

Normalmente, as medições dos indicadores são baseadas nos seguintes conceitos:

* População e amostra;

* Técnicas de amostragem de probabilidade (simples, estratificada e sistemática);

* Técnicas de amostragem sem probabilidade (de conveniência, com propósito e cotas).

Não é possível realizar uma medida exata sem uma definição precisa dos dados que devem ser compilados. Por exemplo, a medida do retorno não programado para a sala de cirurgia não pode ser importante e útil sem uma definição precisa do que significa não programado, ou do entorno ou o tempo de demora etc.

A confiabilidade dos dados se refere ao achado do mesmo resultado quando o evento se repete, inclusive por diferentes observadores. No exemplo anterior, a medida de um retorno não programado para a sala de cirurgia é confiável se o mesmo observador revisa o mesmo caso, em outro momento, e chega à mesma conclusão, e quando a mesma medida é utilizada em outros casos e um observador diferente chega à mesma conclusão. A confiabilidade dos dados não garante que esses sejam exatos, mas garante que se mede o que se quer medir. Ainda no exemplo anterior, o retorno não programado para a sala de cirurgia indica a qualidade da atenção e, portanto, é uma medida válida.

A medida é exata quando indica a qualidade, se existe (sensibilidade), ou sua ausência quando esta não existe (especificidade). A sensibilidade é a capacidade da medida de indicar verdadeiramente que uma determinada característica esteja realmente presente. Trata-se de um falso positivo quando indica essa presença incorretamente.

A especificidade é a capacidade de uma medida assinalar a ausência de uma característica, quando na realidade está ausente. Trata-se de um falso negativo quando indica uma ausência de maneira incorreta. Quando se eliminam os falsos positivos e falsos negativos, o efeito do resultado combinado de sensibilidade e especificidade se chama valor produtivo da medida. A sensibilidade, especificidade e o valor produtivo quantificam a exatidão da medida da qualidade.

Para a avaliação da qualidade, precisa-se de medidas dos resultados e da capacidade de fazer comparações (ex.: número de histerectomias realizadas em dois hospitais semelhantes). Não se deve utilizar os números sem processá-los, pois devem ser transformados para dar relevância e utilidade, através de estatísticas de proporção: taxas e proporcionalidade.

Uma taxa ou índice é a frequência com que um evento ocorre, em relação a qualquer grupo de referência. Um exemplo seria a taxa de infecção hospitalar, podendo ser calculada como uma proporção em um grupo de referência, que poderia ser o número total de infecções hospitalares. Quando se divide o número de infecções hospitalares pelo número total de infecções e multiplica-se por cem, obtém-se o número de infecções hospitalares por cada cem infecções. Essa taxa deve ser calculada dentro de um período de tempo determinado (ex.: um ano) em referência a um determinado grupo de risco e lugar específico.

Uma proporcionalidade compara duas taxas em dois momentos diferentes. Por exemplo, se a taxa de infecção hospitalar foi de 15% no hospital A no ano de 2012 e de 10% em 2013, a comparação pode ser explicitada utilizando-se a proporcionalidade ou razão. A razão nesse caso seria 15 dividido por 10 que é 1,5, significando que houve uma queda de 50% na infeção hospitalar nesse hospital.

Uma das aplicações das taxas é a obtenção de uma média através do cálculo de uma média de taxas de diferentes hospitais, para o mesmo período, ou a média em um hospital para diferentes períodos. Essa média de amostra é utilizada como ponto de referência para comparar todas as taxas.

Quando a comparação indica um desvio da média da amostra, o desvio ou a variabilidade se mede com uma medida estatística chamada desvio *standard*. Quanto mais alto o desvio *standard*, maior será a variabilidade e menos representativa será a média das taxas dos hospitais em separado. O desvio *standard* é extremamente importante nas análises comparativas, ou seja, quando as taxas são uniformes, o desvio *standard* é baixo, quando variam muito, o desvio *standard* é alto.

A análise de regressão (como a análise multifatorial), permite avaliar os efeitos dos inúmeros fatores em uma medida de qualidade. Um exemplo seria a análise da taxa de infecção hospitalar que pode ser influenciada pelo tipo de paciente de risco, pelo número de médico do corpo clínico, o estado da planta física do hospital, início de novo período de residência médica etc. A análise de regressão ajuda a determinar quanto o efeito de cada uma dessas variáveis independentes teve na taxa de infecção hospitalar, ou seja, são variáveis dependentes.

A geração de conhecimento pode ocorrer de diversas formas, através da análise histórica do mesmo indicador, a correlação entre outros indicadores e a comparação com outras organizações de saúde, através da ferramenta de *benchmark* e grupos de interesse comum, como a Associação Nacional de Hospitais Privados (ANAHP), a Secretaria Estadual de Saúde, o Programa Compromisso com a Qualidade Hospitalar (CQH) e outros que poderão abrir as portas para esse tipo de comparação.

Vale lembrar que ao analisar a evolução histórica de um indicador, são necessárias no mínimo três medições para avaliar tendências, sendo o ideal cinco medições, assim como a sua comparação com a meta e o indicador de referência, ou seja, para todo indicador deve-se estabelecer uma meta factível, pois ao analisar pode-se identificar se a tendência é se aproximar ou afastar-se da meta previamente estabelecida.

O mesmo raciocínio serve para o indicador de referência, pois o mesmo pertence a alguma organização, da sua mesma área de atuação ou não, e pode-se comparar, afinal, são duas organizações semelhantes em seus processos e submetidas às mesmas variáveis do meio ambiente. Um exemplo seria os gastos com a manutenção de uma frota de veículos, podendo-se comparar a qualquer outra empresa da sua localidade e com o perfil de veículos semelhantes.

A análise dos resultados dos indicadores deve ocorrer de forma sistematizada e regular com abordagem multidisciplinar e permitir a correção de rotas com o envolvimento de todos os setores, ou seja, gerando conhecimento e envolvimento de todos. Uma vez que os dados tenham sido verificados e analisados, devem ser apresentados a um grupo multidisciplinar que garanta a qualidade, ainda que eventualmente não domine o campo da estatística. Portanto a quantidade total de dados compilados e manipulados deve ser apresentado de forma compacta, utilizando materiais visuais que sejam claros, compreensíveis e que se concentrem nos novos resultados. Entre os possíveis materiais visuais, estão os seguintes:

- Fluxogramas;

- Diagrama de causa e efeito;

- Quadros de tendência;

- Histogramas;

- Quadros de controle (que ofereçam limites máximos e mínimos para uma média);

- Diagramas de pontos (para estabelecer a relação entre duas variáveis);

- Gráfico de barras para determinar prioridades.

Antes de integrar os novos dados a um programa contínuo de garantia da qualidade, deve ser determinado claramente o que os dados realmente representam. Concentre-se na monitoria dos dados que estão particularmente relacionados com a qualidade, considere se os dados são imperfeitos, se foi utilizado um modelo incompleto e se a variação foi acidental. Identifique as áreas para revisão da qualidade da assistência que mais se afastem da meta ou que sejam estrategicamente importantes (estabelecido pelo planejamento estratégico e não por percepções pessoais). As prioridades de ações serão estabelecidas pela alta liderança considerando vários fatores:

- Onde existem resultados muito deficientes para os pacientes? (p.e., um exagero no número de infecções pós-operatórias);

- Onde existem problemas no sistema de distribuição que colocam em risco a segurança dos pacientes ou dos funcionários (força de trabalho), como exemplo, o abastecimento precário de luvas descartáveis;

• Situações onde os aspectos contábeis estão relacionados ao sistema de atenção ao paciente (p.e.: para um paciente com um diagnóstico especial, a instituição recebe por uma internação de apenas um total de cinco dias como num pacote, porém, os pacientes com esse diagnóstico são internados por muito mais tempo);

• Existência de um período específico durante o dia em que os pacientes não comparecem às consultas agendadas (p.e.: após o horário do almoço).

Alguns hospitais acreditam que pelo simples fato de terem uma área dedicada à Educação Contínua de Enfermagem significa que isso atende a todo o hospital com relação à atualização de conhecimentos de todo o grupo de trabalho. Isso é um terrível erro, pois apesar de toda a equipe de enfermagem representar 45% do quadro total de mão de obra de uma organização hospitalar, essa área não atende a todos, gerando conhecimento e atualização contínua necessária para o bom atendimento ao paciente.

A forma como o hospital se estrutura para garantir acesso a informações atualizadas nas diversas áreas (Legal, Medicina, Enfermagem, Administração e outras) é um item fundamental, afinal, esse acesso precisa ser bem pensado e estruturado, pois pode ocorrer através da internet, livros atualizados ou revistas científicas, mas o importante é que se trata de um item que não pode ser desprezado. Os hospitais quando terceirizam serviços para equipes médicas de determinada especialidade não garantem contratualmente esse tipo de preocupação, achando que os médicos dessa equipe terão acesso de maneira espontânea indo a congressos médicos da especialidade ou recebendo revistas em consultório, mas sabemos que a cada cinco anos os procedimentos mudam completamente, as técnicas são aprimoradas e precisa-se garantir que as técnicas mais atualizadas e aprimoradas cheguem ao atendimento do paciente.

CAPÍTULO 10
Vale a pena lembrar

Um pouco de História...

O conceito de Gerenciamento da Qualidade surgiu dentro do contexto industrial, inicialmente a partir de pensadores da qualidade americanos. Seu apogeu ocorreu na indústria japonesa do pós-guerra. O sucesso desse modelo no contexto japonês deveu-se, em grande parte, às características propícias encontradas naquele país, bastante distintas da realidade vivida em outros locais. A começar pelos princípios religiosos, pode-se dizer que, segundo a crença predominante no Japão, o homem é bom por natureza. Já na civilização judaico-cristã aceita-se que ele é mau. A partir dessas diferentes crenças, com forte influência na cultura, na economia, na ideologia e nas sociedades, compreende-se que elas determinam diferentes posturas no mundo do trabalho. Assim sendo, no Ocidente a presença constante de inspetores, seu papel e sua importância no contexto das indústrias e serviços, se faz notar de modo mais significativo do que no Japão.

A educação ocupa lugar de destaque na sociedade japonesa, com um número crescente de pessoas com nível superior ingressando no mercado de trabalho. Esse fenômeno é muito mais recente em boa parte dos países desenvolvidos ou em desenvolvimento do mundo ocidental. A sociedade japonesa é tida como vertical, isto é, a hierarquia é muito valorizada e respeitada. No entanto, a relação entre as pessoas de mesma função é um tanto fraca. Nos Estados Unidos, a informalidade, real ou forçada, é um valor no mundo dos negócios. Após a Segunda Guerra, os conglomerados japoneses dissolveram-se, levando à maior atomização do capital. Os administradores proprietários são poucos e estimula-se que as empresas busquem lucros em longo prazo, fugindo dos desafios do imediatismo. A administração por especialistas preconizada por Taylor, em que estes determinam padrões normativos técnicos de desempenho para os trabalhadores, difundiu-se largamente no Ocidente, contrapondo-se à tradição japonesa, que preconiza a rotação do trabalhador por diferentes setores, estimulando-o a desenvolver diversas habilidades, ainda que se trate de profissional graduado. O excessivo foco na especialização precoce acabou por enfatizar o corporativismo, estreitando os horizontes dos indivíduos. Isso se reflete na organização dos sindicatos - no Japão ela não se faz em torno de determinada categoria profissional, e, sim, por empresa. Evidentemente, não se pode dizer que o especialista seja um mau profissional. Trata-se de diferentes concepções.

No Ocidente, o pagamento frequentemente baseia-se no mérito, enquanto no Japão isso é feito a partir da antiguidade e posição. Além disso, os empregos são tradicionalmente vitalícios, o que determina outro tipo de relação com a empresa. Os japoneses acreditam que o pagamento por mérito/desempenho peca por considerar que as pessoas só trabalham em busca do retorno financeiro. Para eles, o trabalho envolve ainda a satisfação de realizá-lo bem, uma vez que o término de um projeto ou a conquista de um objetivo, a cooperação com os demais e o reconhecimento, além do crescimento pessoal, fazem parte do prazer que deveria acompanhar o trabalho (ISHIKAWA, 1997).

É interessante observar que as questões relacionadas à gestão só começaram a vir à tona após o período de industrialização, quando as grandes transformações no processo produtivo se iniciaram e atingiram ciclos cada vez menores (Figura 8).

Figura 8: história e revolução industrial

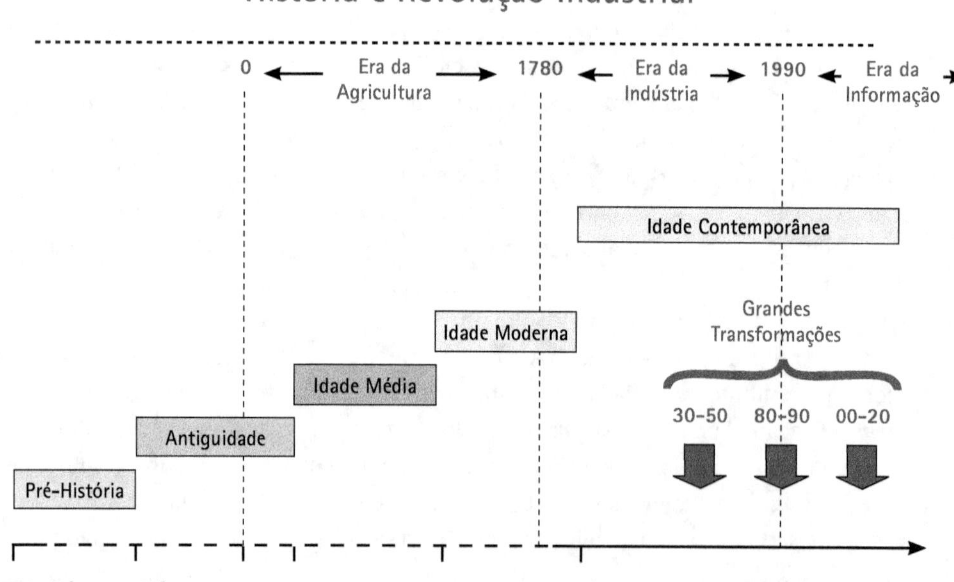

No início, o processo produtivo era artesanal, voltado eminentemente para a agricultura e extrativismo, exigindo pouca organização das pessoas e dos processos de trabalho, garantindo a sobrevivência das famílias e da comunidade local. A partir da revolução industrial ocorrida principalmente na Inglaterra, o foco das atenções mudou para a administração pura do negócio, sendo que alguns se destacaram por inovações nos processos de produção, como foi a revolução na linha de produção de veículos implantada pelo Henry Ford, na Ford Motors Company, porém sem o foco no comprador ou cliente, eternizado pela frase onde o próprio Henry afirmava que cada um poderia escolher a cor de carro que bem desejasse, desde que fosse a cor preta. Obviamente, trata-se de uma frase de efeito oriunda de uma época onde os processos de produção passavam por amadurecimento e melhorias dentro das possibilidades tecnológicas daquele momento.

Também é importante observar como o infeliz advento das duas grandes guerras mundiais trouxe significativos avanços tecnológicos para a humanidade, inicialmente voltados para a guerra, mas com ampla utilização pela sociedade como foi o helicóptero. Na Medicina, foram desenvolvidas diversas técnicas cirúrgicas, procedimentos anestésicos que influenciaram na formação de toda uma geração de médicos cirurgiões e anestesiologistas. Minha primeira especialização foi em Cirurgia Geral e lembro do professor Emilio Atie contando sobre suas experiências na Segunda Guerra Mundial, eternizando a frase: "Grandes cirurgiões, grandes incisões". Se olharmos as atuais técnicas de videolaparoscopia, algumas utilizando orifícios naturais, fica fácil entender a diferença de abordagem, raciocínio e, principalmente, tecnologia disponível.

Após esse desastroso período das Grandes Guerras, inicia-se a reconstrução da Europa e Japão, ambos destruídos, e as práticas mais conhecidas do capitalismo passam a tomar forma. Os EUA desfilam como a grande fábrica mundial, afinal não foram destruídos pela guerra e passam a ter a oportunidade de produzir e vender para um mercado cuja demanda é muito maior que a oferta, permitindo dar um grande salto no tamanho da sua economia interna em relação a outros países.

Com o passar dos anos, o Japão aperfeiçoou o seu processo de produção dando ouvidos a um estatístico americano chamado Edward Demin, cujo ensinamento era o controle estatístico da produção, ou seja, à medida que se controlasse os produtos elaborados com perfeição e aqueles com defeitos seria possível melhorar constantemente a produção, diminuindo as perdas e aumentando o lucro. Porém, a sociedade americana não tinha esse tipo de preocupação, afinal, vendia tudo que produzia para um mercado global carente. A sociedade japonesa estava reestruturando suas formas de produção e sentiu que aqueles ensinamentos poderiam diferenciá-la em relação a outros países e com as melhoras constantes chegou ao ponto de atingir a indústria automotiva americana de forma espetacular, invadindo o mercado americano com seus carros, ganhando mercado pela qualidade do seu produto e, principalmente, pelo serviço no pós-venda, passando uma tranquilidade e agregando valor ao consumidor, o que gerou uma competitividade saudável no mercado mundial.

Nessa fase, a atenção com os processos de qualidade começa a tomar forma, surgindo a grande preocupação com a qualidade do produto entregue, afinal, a demanda começava a ficar escassa com algumas crises econômicas de ordem mundial, a competição em ascendência e o produto entregue deveria estar em total conformidade, passando tranquilidade ao consumidor. Com o passar dos anos, a preocupação foi além do produto e atingiu o processo de produção, ou seja, o processo deveria incorporar requisitos de qualidade para que o produto não fosse entregue com a possibilidade de defeitos.

Mais recentemente, ficou evidente que não basta o produto ter qualidade, o processo ter qualidade, mas a gestão deve ser feita com qualidade, a partir de uma visão sistêmica, tendo como pilar todos os aspectos discutidos ao longo dos capítulos.

Figura 9: o conceito do PIB

Pós-Guerra: o conceito do PIB

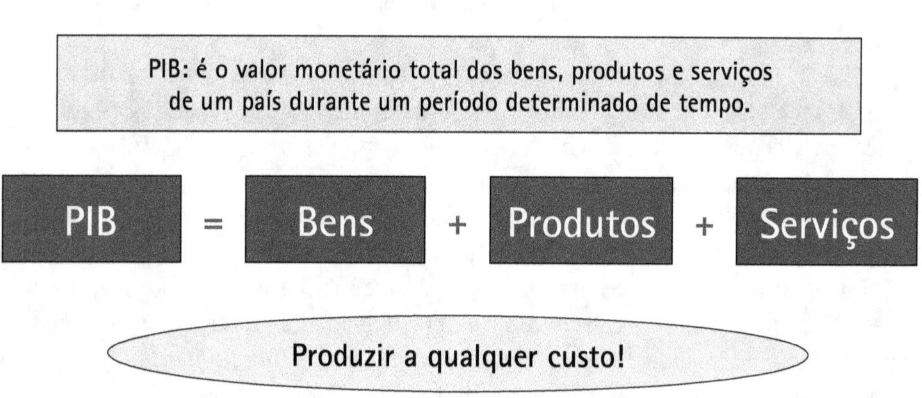

Com se vê, o movimento de melhoria na qualidade do produto e de serviços vem se desenvolvendo nos últimos anos junto com o movimento da qualidade, que é resultado de vários ciclos do pensamento administrativo, e assim como os demais ciclos, teve o seu começo, meio e com certeza terá um final deixando suas contribuições. No passado, a busca da melhoria na administração teve o ciclo da chamada escola de administração científica, depois se seguiu o ciclo do comportamentalismo, da administração sistêmica e outros que se desenvolveram, tiveram os seus gurus e evoluíram para outras metodologias, sempre com tudo muito relacionado ao momento econômico, social e político global. O atual movimento da qualidade muito provavelmente deixará incorporada na administração das organizações, incluindo as de saúde, ferramentas como o PDCA (ou ciclo de melhoria constante e atualmente com forte tendência a ser chamada de PDCL = Plan-Do-Check-Learn-, considerando a capacidade das organizações aprenderem ao longo do tempo), diagrama de Pareto, diagrama de causa e efeito, e outros.

Globalmente, a área da Saúde sempre se comportou de maneira mais conservadora e, portanto, lenta em incorporar novas ferramentas ou técnicas de administração. Apenas no final dos anos 60 e início dos anos 70 pode-se observar algumas iniciativas. O médico pediatra Avedis Donabedian, de origem armênia e radicado nos Estados Unidos da América pode ser considerado o pioneiro no setor de saúde. No início do século XX, os EUA já haviam realizado algumas ações na busca de melhorias na sua rede hospitalar e preocupação com a formação do profissional médico com melhorias nas faculdades de Medicina. Os trabalhos de Codman com sistemas de padronização de resultados da atividade hospitalar em 1910, Flexner com a revisão e análise da qualidade da formação médica e a fundação do Colégio Americano de Cirurgiões fizeram parte dessas iniciativas, mas foi Donabedian quem primeiro se dedicou de maneira científica a estudar e publicar sobre qualidade nos serviços de saúde.

Com a organização e trabalhos sucessivos do Colégio Americano de Cirurgiões, foi iniciada na década de 50 a formação da Comissão Conjunta da Acreditação Hospitalar e em 1995 surge o Prêmio Nacional da Qualidade na área da Saúde, baseado no Prêmio Nacional da Qualidade Malcolm Baldrige dos EUA.

O processo de elaboração do planejamento estratégico das empresas também sofreu transformações ao longo dos anos, procurando se adaptar à dinâmica do mercado, velocidade de circulação das informações e, principalmente, às diversas situações econômicas que num mundo globalizado passamos a enfrentar. Cada vez ficou mais difícil trabalhar com previsibilidade, pois fatos que ocorrem no Oriente podem interferir na economia do Ocidente, vice-versa, aumentando as variáveis e fazendo com que as empresas migrassem de um planejamento estruturado e bem definido para um pensamento estratégico atento às mudanças constantes.

Figura 10: o PIB do futuro

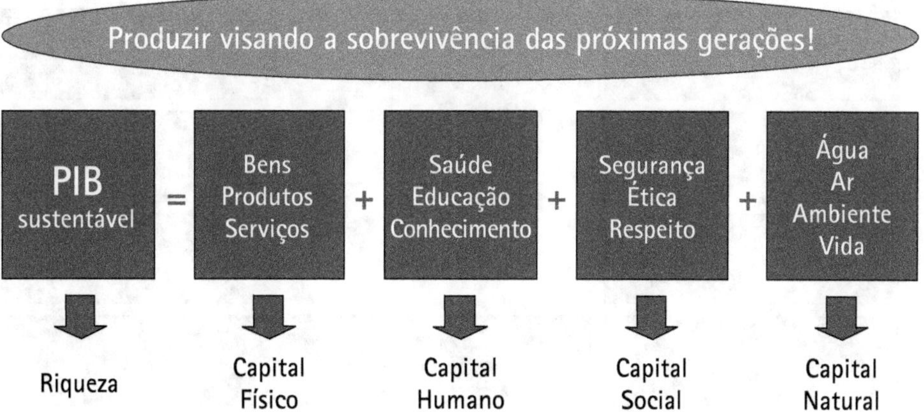

Os sistemas de gestão também evoluíram e passaram a levar em consideração a visão sistêmica do negócio, incluindo a sua sustentabilidade, ou seja, uma forte preocupação com os cuidados com a garantia sobre o futuro da empresa, formas de atender aos requisitos exigidos pela sociedade e o cuidado em não agredir o meio ambiente, afinal, todos dependem desse equilíbrio. Sem dúvida, existem vários interesses comerciais nesse tipo de abordagem, mas foi a maneira que se encontrou até agora para levar adiante essa preocupação e evidenciar a todos o comportamento de determinada organização, ou seja, pela avaliação ou auditorias de organismos externos. É interessante ver que na bolsa de valores já existem grupos de empresas que se mostram preocupadas com a questão da sustentabilidade e principalmente investidores procurando colocar seu dinheiro nesse tipo de empresa, evidenciando a forte preocupação com o tema.

Existe um princípio interessante de ética sobre a atuação das empresas de avaliação de sistemas de gestão, qualidade ou acreditação e a sua inadequada posição de consultores. Fica muito difícil de explicar para a sociedade que a mesma empresa que prestou consultoria realizou a avaliação posterior, mesmo alegando que são equipes internas de profissionais diferentes, ou seja, é difícil explicar que não houve um interesse comercial nessa atividade. Por outro lado, algumas instituições acreditadoras justificam que deve existir uma forma de passar o conhecimento adiante, e essa forma seria a consultoria. De qualquer maneira, trata-se de um assunto controverso que merece melhor discussão.

Figura 11: o desafiador cenário mundial

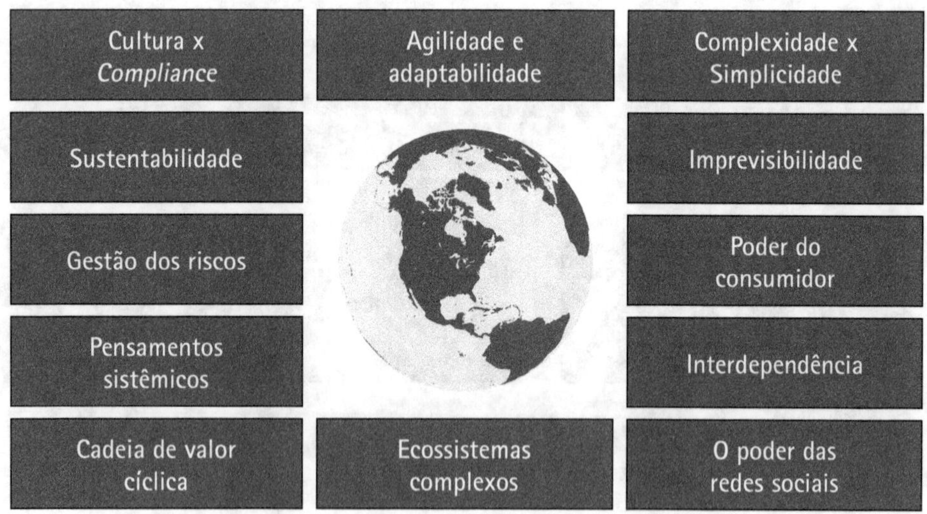

Cada empresa e organização de Saúde possui as suas características, níveis distintos de amadurecimento da administração e de acordo com cada situação haverá um sistema de melhoria da qualidade, um sistema de acreditação e um modelo de gestão mais adequado, atendendo necessidades específicas. À medida que ocorra um amadurecimento na gestão da organização, níveis mais elaborados e menos prescritivos de processos de avaliação poderão servir como desafio no aprimoramento na gestão, incluindo o reconhecimento internacional.

Figura 12: os sistemas de gestão

Os sistemas de gestão

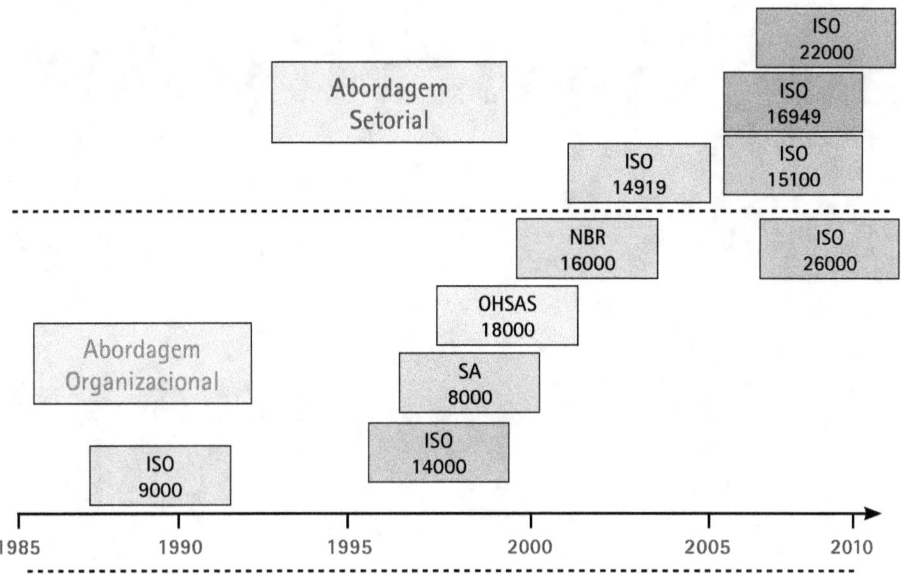

CAPÍTULO 11

Autoavaliação: vai encarar?

Acompanhe, a seguir, uma proposta de avaliação a ser realizada por você, médico gestor, a fim de checar a sua preparação para ter o desempenho de um profissional atualizado e preocupado com as tendências futuras. O critério é simples: não existe a possibilidade de uma questão não se aplicar à sua avaliação, ou seja, a resposta é **sim** ou **não**. Para que a resposta seja sim, significa que o item foi aplicado a toda a organização. Não existe a possibilidade de ter sido realizado apenas parcialmente, em apenas uma área do hospital, pois se existir uma área com nível inferior de maturidade, significa que ela poderá comprometer sistemicamente a organização, afinal, o conceito de interdependência nos serviços de saúde se aplica amplamente.

Seja honesto consigo mesmo, leitor! Em caso de dúvidas no preenchimento do questionário, escreva para: eduardodaguiar@bol.com.br.

Boa sorte!

Liderança

Definição: as organizações de excelência possuem líderes que moldam o futuro e implementam ações, agindo conforme os valores e a ética da organização, inspirando credibilidade o tempo todo. Os líderes são flexíveis, permitindo que a organização se antecipe e alcance de forma adequada o sucesso.

Na prática, você:

ITEM	Sim	Não
1 - Organiza e comunica adequadamente as questões relacionadas às estratégias da organização, agindo de forma clara, garantindo que todos entendam e alcancem o foco de trabalho da empresa.		
2 – Preocupa-se com o futuro da organização, definindo e comunicando a missão, visão, valores, ética e comportamento corporativo para todos.		
3 – Lidera os valores da organização com modelos de integridade, responsabilidade social e comportamento ético, tanto internamente como externamente.		
4 – Estimula o desenvolvimento da organização através do compartilhamento de valores, transparência orçamentária, ética e confiança.		
5 – Garante que seu pessoal atue com integridade e agregue altos níveis de padrões de comportamento ético.		
6 – Desenvolve uma liderança de cultura compartilhada, revendo e melhorando a efetividade de comportamentos pessoais.		
7 – Utiliza uma forma balanceada para avaliar resultados da sua equipe, estimulando a visão de curto e longo prazo, com clara definição das relações de causa e efeito.		
8 – Desenvolve e estimula o sistema de gerenciamento da organização, incluindo a análise dos resultados alcançados em busca dos melhores desempenhos no futuro e garantia de benefícios sustentáveis para todos.		
9 – Toma decisões baseadas em dados e fatos e utiliza todo o conhecimento necessário para interpretar os resultados alcançados e estabelece futuras metas para os processos mais relevantes.		

ITEM (continuação)	Sim	Não
10 – Age de maneira transparente com todos, incluindo a própria sociedade, apoiando iniciativas de inovação que vão além da regulamentação jurídica do setor.		
11 - Entende e procura melhorar todos os aspectos que a sua organização necessita.		
12 – Usa a inovação para estimular o reconhecimento e imagem da organização para atrair novos usuários, parceiros e profissionais talentosos.		
13 – Inspira pessoas e busca criar uma cultura de envolvimento, comprometimento, empreendedorismo, melhoria contínua e ética em todos os níveis.		
14 – Promove uma cultura que apoia as novas gerações, ideias e novas formas de pensar, encorajando a inovação e o desenvolvimento organizacional.		
15 – Procura dar oportunidades iguais a todos e à diversidade.		
16 – Entende e busca se atualizar sobre questões internas e externas que podem impactar na mudança da organização.		
17 – É flexível, procura rever, adaptar e realinhar as direções da organização, quando necessário, inspirando confiança o tempo todo.		
18 – Aloca recursos para garantir necessidades em longo prazo e procura ser competitivo nas áreas de relevância para a organização.		

Estratégias

Definição: as organizações de excelência implementam sua missão e visão através do desenvolvimento de uma estratégia focada em todas as partes interessadas no sucesso da organização. Políticas, planos, objetivos e processos são desenvolvidos de forma a garantir a implantação das estratégias.

Na prática, você:

ITEM	Sim	Não
1 - Identifica as necessidades de todas as partes interessadas para levar em consideração no desenvolvimento e revisão de estratégias e políticas, estando sempre alerta às mudanças.		
2 – Entende e antecipa os impactos em curto e longo prazos de requisitos políticos, legais, análise de risco e regulamentação.		
3 – Analisa dados e informações para determinar o impacto de novas tecnologias e modelos de negócio na performance da organização.		
4 – Compara o seu próprio desempenho com outras organizações de saúde ou de outra área para entender melhor os pontos fortes da sua gestão e as oportunidades de melhorias.		
5 – Cria e mantém estratégias claras para apoiar as políticas para alcançar a missão e visão da organização.		
6 – Identifica e analisa os principais resultados para se alcançar a missão e avaliar o progresso através da visão e metas estratégicas.		
7 – Garante a sustentabilidade na área econômica, societária e ecológica da organização.		
8 – Define os indicadores relacionados a medir a performance da sua área e estabelece metas baseadas na comparação com outras organizações, o seu próprio desempenho, a missão e visão.		

ITEM (continuação)	Sim	Não
9 – Coloca em prática as estratégias e políticas de apoio de forma sistemática com o objetivo de alcançar os resultados esperados, equilibrando metas de curto e longo prazos.		
10 – Alinha os objetivos individuais e de todo o grupo com os objetivos estratégicos da organização, garantindo o comprometimento de todos na maximização da performance.		
11 – Estrutura metas claras para projetos de inovação alinhado com as inovações do mercado.		

Pessoas

Definição: as organizações de excelência valorizam o seu quadro de pessoal e criam uma cultura que permita benefícios mútuos a fim de alcançar metas pessoais e da organização. Desenvolvem as capacidades das pessoas e promovem confiabilidade e equilíbrio nas relações. Preocupam-se em cuidar, comunicar, premiar e promover reconhecimento de forma a motivar as pessoas, construir o comprometimento e permitir que os colaboradores utilizem seus conhecimentos de forma a beneficiar a todos.

Na prática, você:

ITEM	Sim	Não
1 - Define claramente quais são os níveis de performance necessários de cada pessoa para se alcançar as metas estratégicas.		
2 – Alinha os planos pessoais de cada profissional da empresa com a estratégia da organização, a sua estrutura, tecnologia e processos internos.		
3 – Envolve as pessoas ou seus representantes no desenvolvimento e revisão das estratégias de gestão de pessoas, políticas e planos, adaptando abordagens de criatividade e inovação quando apropriado.		

<table>
<tr><td>ITEM (continuação)</td><td>Sim</td><td>Não</td></tr>
<tr><td>4 – Gerencia o recrutamento, desenvolvimento de carreira e planos de sucessão, apoiado por políticas adequadas de forma a garantir credibilidade e equilíbrio.</td><td></td><td></td></tr>
<tr><td>5 – Utiliza-se de questionário ou outras formas de feedback para promover melhorias nas estratégias de gestão de pessoas, políticas e planos de carreira.</td><td></td><td></td></tr>
<tr><td>6 – Encoraja as pessoas a defenderem a organização, sentindo orgulho pelo que fazem no trabalho e sirvam socialmente como embaixadores na obtenção do sucesso organizacional.</td><td></td><td></td></tr>
<tr><td>7 – Cria uma cultura de apoio ao empreendedorismo interno, viabilizando a inovação em todos os aspectos que envolvem a organização.</td><td></td><td></td></tr>
<tr><td>8 – Estimula as pessoas a continuamente rever, melhorar e otimizar a eficiência e eficácia dos processos internos da organização.</td><td></td><td></td></tr>
<tr><td>9 – Compreende as necessidades de comunicação interna e a expectativa das pessoas com relação à informação.</td><td></td><td></td></tr>
<tr><td>10 – Desenvolve estratégias de comunicação, políticas e canais apropriados baseados nas necessidades e expectativas.</td><td></td><td></td></tr>
<tr><td>11 – Estimula a troca de informações, conhecimentos e melhores práticas entre as equipes, permitindo o dialogo por toda a organização.</td><td></td><td></td></tr>
<tr><td>12 – Alinha a remuneração, benefícios, orientação de carreira e outros aspectos do desenvolvimento de pessoas com a estratégia e políticas, de forma a promover o envolvimento e estímulo às pessoas.</td><td></td><td></td></tr>
</table>

Parceira e recursos

Definição: as organizações de excelência planejam e gerenciam parcerias estratégicas, buscam recursos para suprimento e apoio ao planejamento estratégico, políticas
internas e processos operacionais internos. Gerenciam os impactos da sua prestação de
serviço no meio ambiente e na sociedade.

Na prática, você:

ITEM	Sim	Não
1 - Segmenta e diferencia os parceiros e fornecedores estratégicos de acordo com as estratégias da própria organização, viabilizando políticas e processos adequados para o seu efetivo gerenciamento.		
2 – Constrói um relacionamento sustentável com seus parceiros e fornecedores baseado no mútuo respeito, confiança e transparência.		
3 – Procura criar uma significativa rede de relacionamentos de forma a identificar potenciais oportunidades de parceiras futuras.		
4 – Desenvolve e implementa estratégias financeiras, políticas e processos para apoiar as estratégias organizacionais de forma sistêmica.		
5 – Estabelece padrões de governança corporativa adequado para todos os níveis hierárquicos da organização.		
6 – Demonstra que ativamente gerencia o impacto das suas operações na Saúde Pública, segurança local e meio ambiente.		
7 – Transforma dados em informações e, quando relevante, em conhecimento que possa ser compartilhado e efetivamente utilizado.		

Processos

Definição: as organizações de excelência desenham, gerenciam e promovem a melhoria dos processos internos com o objetivo de satisfazer plenamente e criar valor para os clientes e outras partes interessadas.

Na prática, você:

ITEM	Sim	Não
1 - Analisa, divide por categorias e prioriza os processos finais como parte de um sistema integrado de gestão buscando abordagens adequadas para a sua gestão e promoção de melhorias, incluindo os processos cuja extensão vai além dos limites da organização.		
2 – Estabelece os indicadores de desempenho dos principais processos internos da organização que estão diretamente ligados às metas estratégicas.		
3 – Esforça-se para inovar e criar novos valores para o seu usuário.		
4 – Procura entender e antecipar o impacto de novas tecnologias nos produtos e serviços.		

Resultados

Definição: as organizações de excelência:

• Desenvolvem e estabelecem indicadores de performance e metas para garantir o alcance das estratégias e apoio às políticas internas, baseados nas necessidades e expectativas dos clientes;

• Demonstram resultados positivos e sustentáveis, relacionados ao cliente, ao longo dos últimos três anos;

• Buscam entender como os principais resultados alcançados se comparam às organizações similares e utilizam esses dados para atingir metas;

• Segmentam os resultados para entender a experiência, necessidade e expectativa dos diversos grupos de usuários.

Na prática, você:

ITEM	Sim	Não
1 - Analisa os indicadores de reputação e imagem da organização.		
2 – Analisa os indicadores que evidenciam o valor de produtos e serviços.		
3 – Analisa os indicadores que mostram a fidelidade dos usuários.		
4 – Analisa indicadores de satisfação, envolvimento e engajamento do seu quadro de pessoal.		
5 – Analisa os indicadores de performance financeira.		

REFERÊNCIAS

Burmester H. Manual de Gestão Hospitalar do CQH. Livro de casos práticos. 2ª Edição, São Caetano do Sul: Yedis Editora, 2009.

Deming WE. Qualidade: a revolução da administração. Rio de Janeiro: Marques - Saraiva, 1990.

Fitzsimmons JA. Administração de Serviços: operações, estratégia e tecnologia da informação. 2ª Ed. Porto Alegre: Editora Bookman, 2000.

Joint Commission on Acreditation. [Internet]. Disponível em: <http://www.cbacred.org.br>.

Manual de orientação aos hospitais participantes, 3ª edição. Programa CQH. Rio de Janeiro: Atheneu, SD.

Manual de orientação para avaliação hospitalar baseado em padrões de acreditação. CBA. Joint Commission on Acreditation, 2007.

Manual da Organização Nacional de Acreditação, ONA. Brasília. [Internet]. Disponível em: <http:// http://bvsms.saude.gov.br/bvs/publicacoes/acreditacao_hospitalar.pdf>.

Manual do Programa de fortalecimento e melhoria da qualidade dos hospitais. [Internet]. Disponível em: <http:// ftp://201.82.2.141/upload/DATASUS/Documentos/MANUAL%20PRO-HOSP.pdf>.

Medicina Baseada em Evidências. [Internet]. Disponível em: <http://www.centrocochranedobrasil.org.br>.

Mintzberg H. Criando organizações eficazes: estruturas em cinco configurações/ Henry Mintzberg; – São Paulo: Atlas, 1995.

Organização Nacional de Acreditação. [Internet]. Disponível em: <http://www.ona.org.br>.

Programa de Compromisso com a Qualidade Hospitalar. CQH. [Internet]. Disponível em: <http://www.cqh.org.br>.

Projeto Diretrizes do CFM. CFM. [Internet]. Disponível em: <http://www.cfm.org.br>.

TQC: Controle da Qualidade Total – Campos VF. TQC: Controle da Qualidade Total. 8ª ed. Nova Lima: Editora INDG, SD.